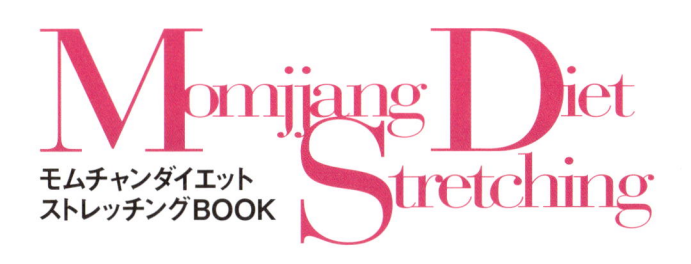

Momjjang Diet Stretching

モムチャンダイエット
ストレッチングBOOK

太りにくく、痩せやすい"NOストレスBODY"へと導く、オリジナルのストレッチメソッド

「モムチャンストレッチング」は、一般に言われているストレッチとは少し異なります。
もちろん、体の柔軟性を高めることで、運動などによるケガを予防しながら
運動効果も高めるという、一般的なストレッチの効果は十分に得られますが、
それ以外に、理想のプロポーションに近づけるという、
「美」への配慮にも着目したエクササイズ効果をプラスしているのが特徴です。

そもそもダイエットの要(かなめ)となる"筋肉"は、使わないとかたくなりますが、
使いすぎてもかたくなってしまいます。
かたい筋肉は、いわば筋肉にロックをかけた状態となっているため、
せっかくダイエットのためにエクササイズを頑張っても、
効果がなかなか得られにくいということに……。

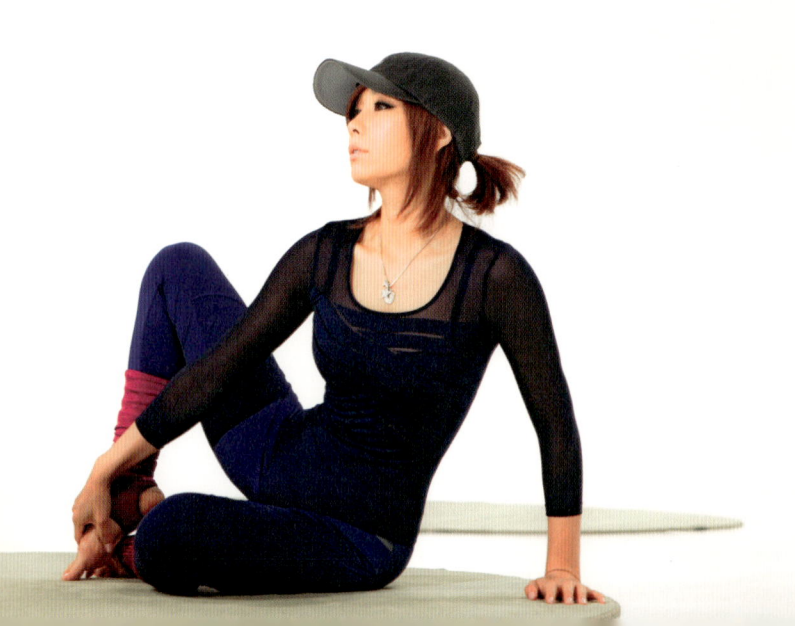

Prologue

しかもロックがかかった状態では、エクササイズにより溜まった
乳酸が筋肉内に居座るため、大きなストレスとなり、
疲労感が取れず体の調子もどんどん落ちてしまいます。
すると、続けようと意気込んでいたエクササイズ自体がつらくなるという事態に！

だからこそ、ダイエットを成功させるためには、
まず、体中の筋肉を収縮＆弛緩させることでロックを外す必要があるのです。
「モムチャンストレッチング」は、30分間の一連の動きの中で、
全身の筋肉をほとんどくまなく収縮＆弛緩できるように動作を組み込んでいます。
そのため、終了後はまるで全身をセルフマッサージしたかのような
心地よさで満たされるはずです。
この爽快感も、「モムチャンストレッチング」の大きな魅力です。

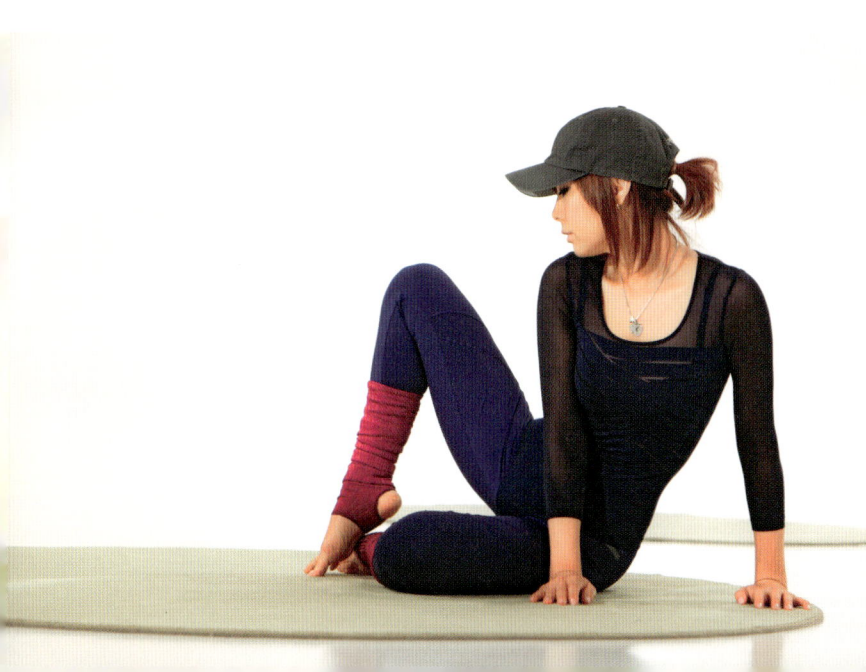

Contents

Part 1 　モムチャンストレッチングとは？ ……………06
モムチャンになるストレッチメソッド ……………08
モムチャンストレッチングのポイント ……………10
ストレッチングDVDについて ……………12
DVDの使い方 ……………13

Part 2 　悩み別モムチャンストレッチング ……………14
肩こり ……………16
便秘解消 ……………18
ウエストまわり ……………20
下半身 ……………22
骨盤＆股関節 ……………24
悩み別ストレッチINDEX ……………26

Part 3 　12週間 美ボディダイアリー ……………28
美ボディダイアリーのすすめ ……………30

1週目 ……………32	7週目 ……………44
2週目 ……………34	8週目 ……………46
3週目 ……………36	9週目 ……………48
4週目 ……………38	10週目 ……………50
5週目 ……………40	11週目 ……………52
6週目 ……………42	12週目 ……………54

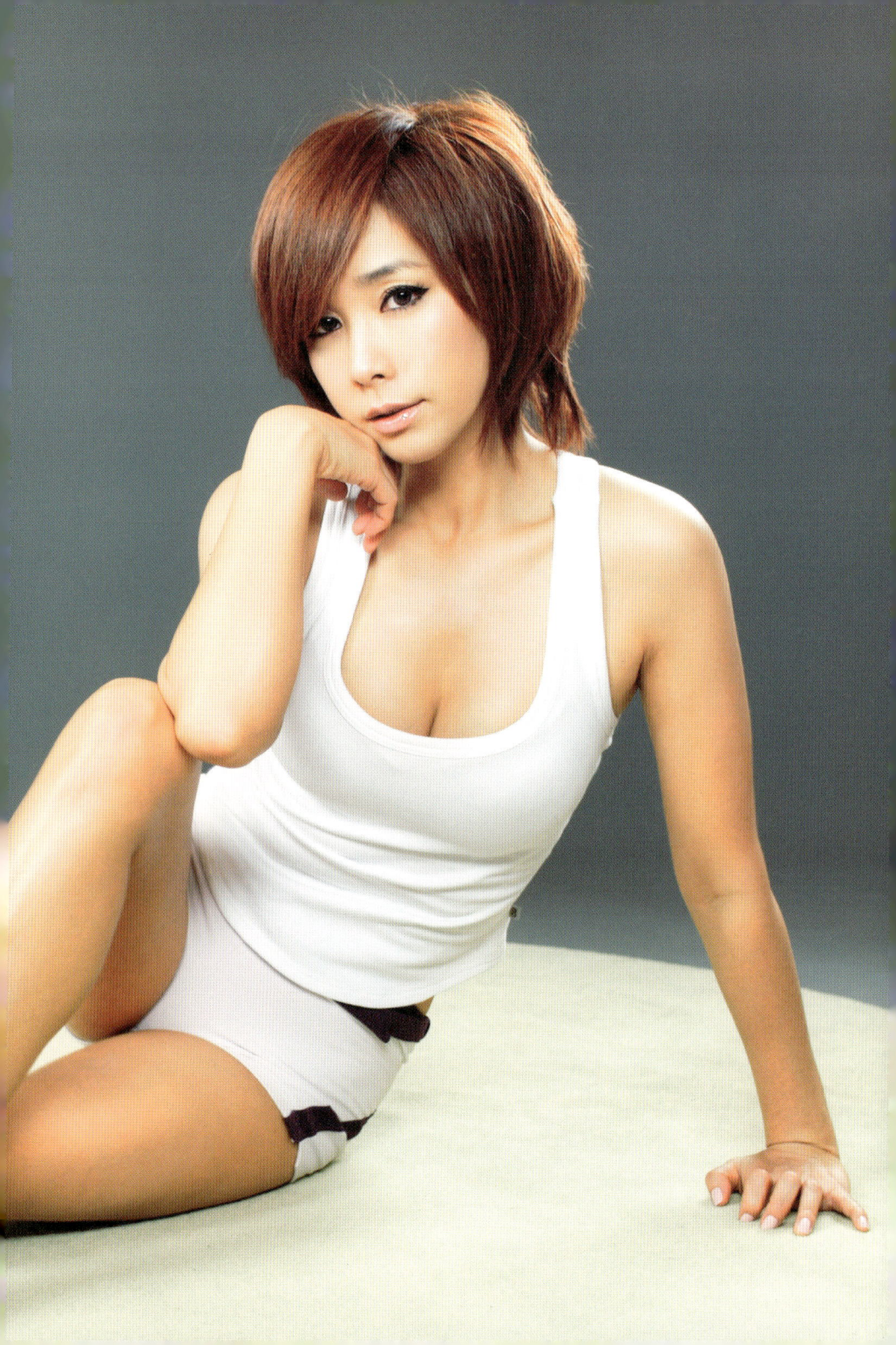

Part 1

モムチャン
ストレッチングとは？

全身を気持ちよく伸ばして、
体もココロもしなやかに。
めざすは、自分史上最高のプロポーション！

今回のエクササイズのメインとなるストレッチ。そもそもストレッチとは、筋肉と腱を、意識的に収縮および弛緩させる動作のことを指します。実は、私たちはストレッチを日常生活の中で無意識に行っています。疲れたときや、起床時などに無意識に"伸び"をすることがありますよね？　これもストレッチの一種。このように、私たちはストレッチがボディメンテナンスのためにとても大切なことを本能的に知っているのです。

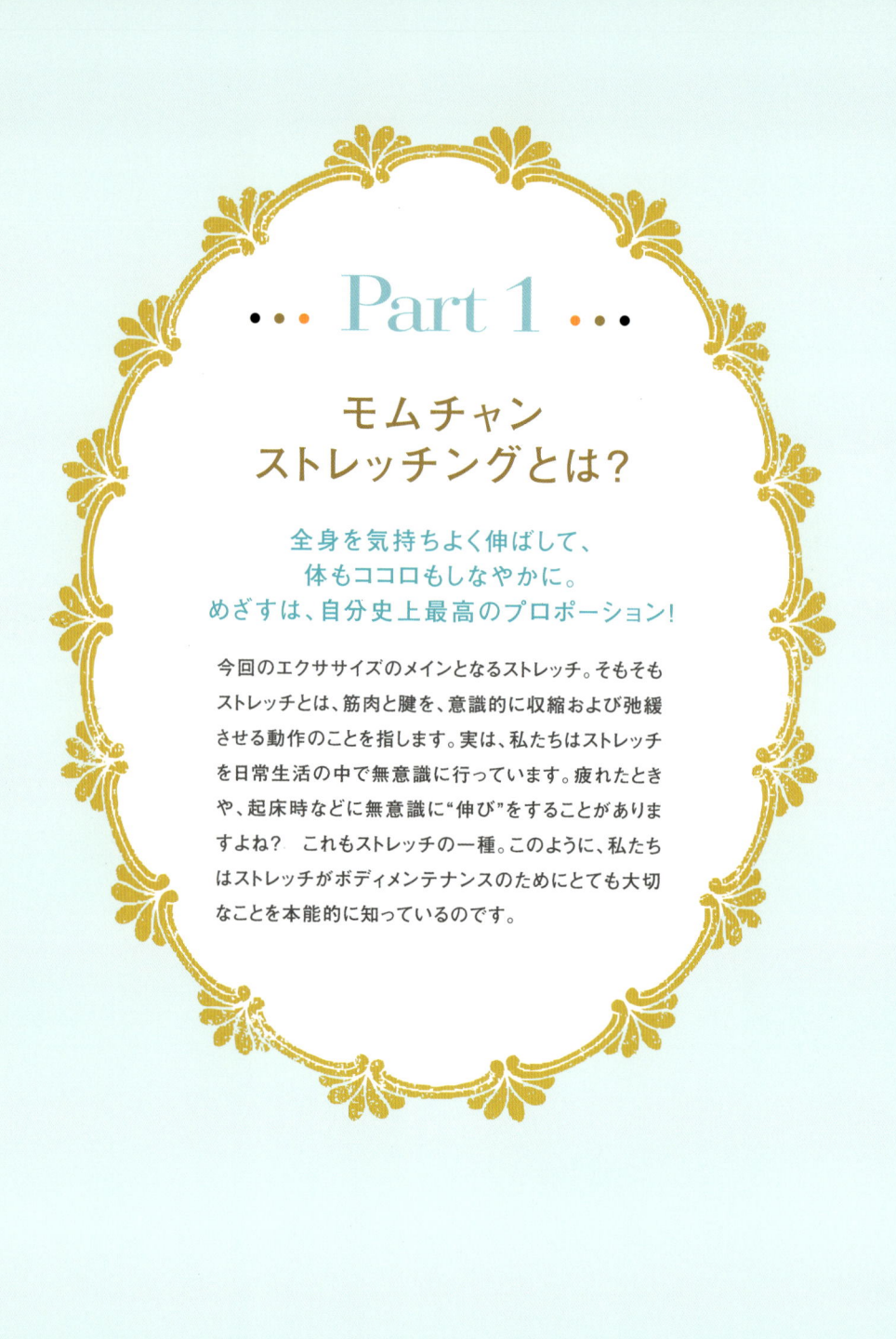

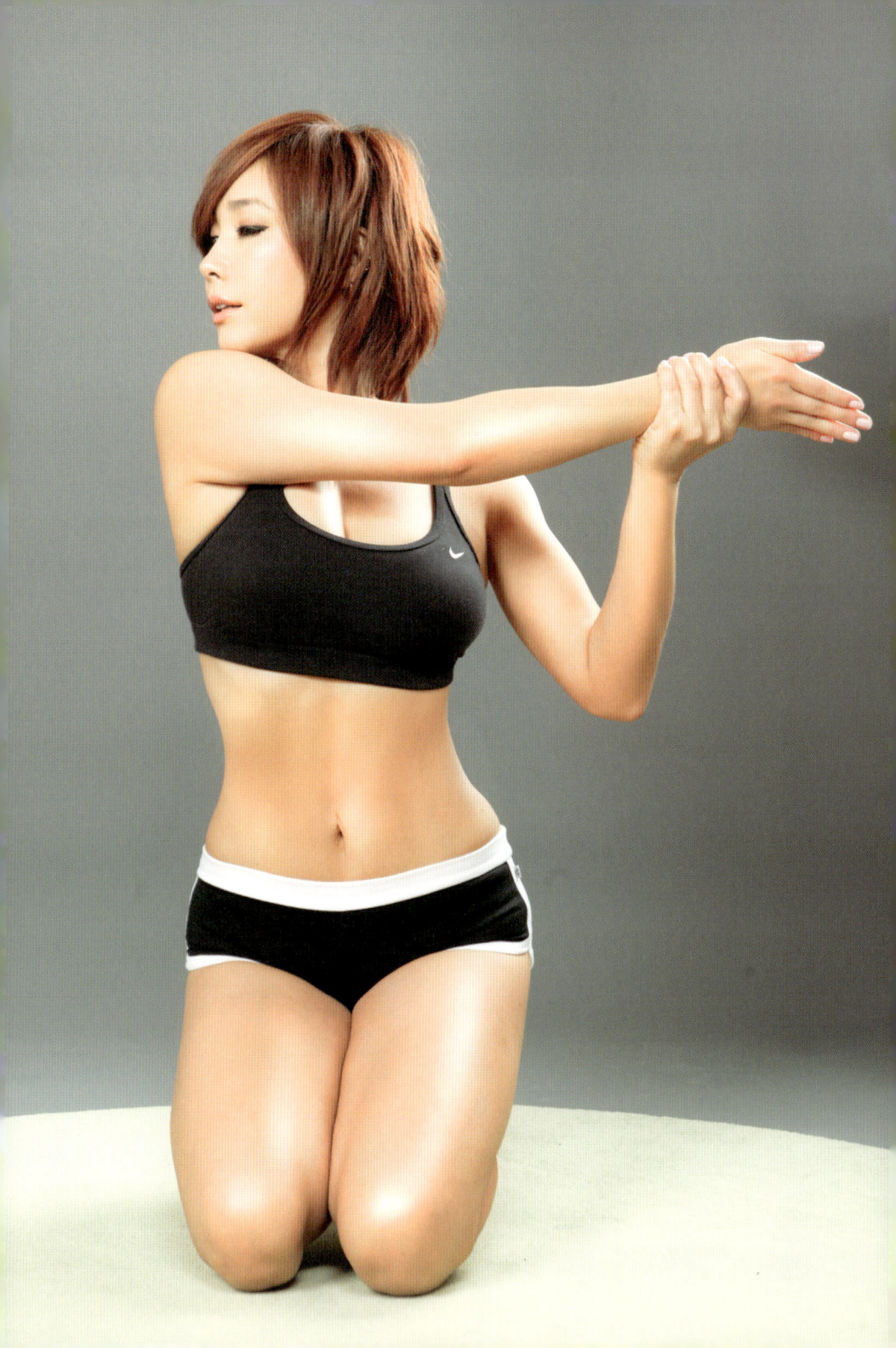

モムチャンになるストレッチメソッド

女性らしい輝きオーラを宿した、美ボディへの"扉"を開いてくれるのが、モムチャンストレッチングです。

私のダイエットは、何よりも続けること、
続けられることを大切にしています。
ダイエットは、つらい、キツイでは続きません。
ですから、このモムチャンストレッチングも、
心地よく続けられることを念頭にプログラミングしています。
まず、誰にでも簡単に実践できる動きを基本としながら、
続けていくことが楽しみとなるよう、"効果の実感"にとことんこだわりました。
激しい動作がないため、少しのスペースでできるのも、
気負わずトライできる魅力となっています(ヨガマット程度のスペースでOK)。

モムチャンストレッチングは、
全身をくまなくストレッチするだけでなく、
毎日続けていくと知らず知らずのうちに
骨格矯正やプロポーション矯正をしながら、気になる体脂肪にもアプローチできます。
さらに、筋肉や靭帯の硬直が原因で起こる腰痛、首・肩こりの解消、
血行促進による冷えやむくみの改善&美肌効果などの、
さまざまな、うれしい効果が期待できるエクササイズとなっています。

チョン・ダヨン
1966年生まれ
エクササイズトレーナー

2003年、自身のダイエット経験のコラムをインターネット新聞で公開し、一躍、韓国で話題の人に。韓国語で「健康で美しい体」を意味する造語「モムチャン」を誕生させる。ジムを経営するかたわら、トレーナー養成機関"JETA"を設立し、後進の育成にも力を注ぐ。日本においては書籍出版、DVD発売、イベント参加など精力的に活動。また、"JETA Japan"を設立してチョン・ダヨンメソッドのさらなる普及に邁進中。

うれしい効果が、こんなに！
モムチャンストレッチング 12のメリット

1. どんより お疲れを リセット
2. 骨盤を正しい位置へ戻し、理想のプロポーションへ
3. ストレスフリーで満足体質へ
4. 筋肉、腱、靭帯の損傷などのリスクの軽減
5. 血行を促し、ハリつや肌に
6. 体の左右バランスを矯正
7. 体力増進
8. 運動能力の向上
9. 腰痛、首・肩こりの軽減
10. 冷え、むくみ対策
11. 活動的なポジティブ体質へ変化
12. 不眠やプチうつに、さよなら

| モムチャンストレッチングのポイント

やわらかい体は、太りにくいし、痩せやすい。だからストレッチが大切なのです。

今回、ストレッチをメインにしたエクササイズを開発したのには、訳があります。私の経験上（主宰しているジムなどでの観察から）、体がかたい人はダイエットの結果がなかなか出にくい傾向にあると気づいたのがきっかけでした。体がかたい人は、筋肉や関節の可動域が狭いだけでなく、筋肉の中の血液やリンパの流れが悪く滞りがちです。そもそも私たちの体は、約60兆個の細胞からできていますが、それらの細胞は血液から栄養を取り込んで新陳代謝を繰り返しているため、血液循環が悪いと新鮮な血液が細胞へ十分に届かず、"細胞の活動低下"へと繋がります。すると細胞の代謝が落ち、体全体がどんどん代謝をしぶる、省エネ体質へと変化してしまうのです。

そう、ガチガチの体は太りやすく、反して、柔軟でしなやかな体は新陳代謝が活発なため太りにくいし、可動域が広いだけに活動量も多く、痩せやすいのです。「もともと体がかたい私は、どうすればいいの?」という方も、ご安心を。体操選手のような柔軟性が必要!と言っている訳ではありません。今の状態より、少しでも体をやわらかくすることで、ダイエット効果はグンッと変わってくることを知っていただきたいだけなのです。

ストレッチング Q&A

ストレッチを効果的に行うために、これだけはおさえておきたいポイントに関した質問にお答えします。参考にしてくださいね。

Q とにかく体がかたいのが心配です。ストレッチを始める前に、注意すべきことを教えてください。

A まず絶対に無理をしないこと。一人ひとりの体が違うように、本来持っている柔軟性には個人差があります。そして、強い痛みを感じるほどのストレッチは、むしろ体を痛める原因になります。気持ちよいと感じる範囲で続けるだけでも、徐々に可動域は広がります。また、反動をつけるのもNGです。

Q 早く結果を出したいのですが…。どのようにすれば、より効果的に行えるのでしょうか？

A 今現在行っているストレッチの動きが体のどの部分に効いているのか、意識を集中しながら行うことを忘れずに！　意識が散漫な"ながらエクササイズ"だと、効果も半減してしまいます。今回のDVDにある「解説編」を参考に、それぞれの動きとポイントをしっかりとマスターしてくださいね。

Q どんな服装で行うのがいいの？ストレッチに適した服装があれば、教えてください。

A モチベーションのアップという意味でも、普段着ではなくエクササイズ専用のウェアで。動きやすくラクなものを選びましょう。特にお腹や胸などを締めつけるものは、ストレッチを行う際に、体に無理がかかるのでNG。また、床には、マットや毛布などを敷くことをおすすめします。足元は素足でOKです！

Q ストレッチはいつどのようなタイミングで行うのがいいのでしょうか？

A 朝のストレッチは1日を気持ちよくスタートできますし、体がやわらかくなっているお風呂上がりでもOK。基本的には、時間をとりやすいときに行ってかまいませんが、食後すぐは避けてください。お腹がいっぱいだと正確な動作がむずかしいだけでなく、呼吸にも無理が生じてしまいます。

Q ストレッチを行うときの注意点は？何か特別なことがあれば、教えてください。

A ストレッチの動作中、息は決して止めないようにしてください。これ、とても大切ですよ！　なるべく一定のリズムで、深い呼吸を心がけましょう。また、室温は、寒いよりやや暖かいくらいのほうが、動きやすいのでおすすめです。つらいと感じたらすぐにストップしてください。無理は禁物です。

ストレッチングDVDについて

1日30分の「本編」で実践し、
90分の「解説編」で細部の動きまでマスター。
脂肪燃焼しながら、正しい姿勢＆骨格へ。

モムチャンストレッチングは、サーキットトレーニング方式のエクササイズです。
そのためパーツごとではなく、30分で全身のありとあらゆる筋肉をストレッチしながら、
ゆがみのもととなる骨格の乱れなども矯正していく構成になっています。
エクササイズのタイミングは、自分の生活パターンに合わせてでOK。
私自身は、朝食後2時間くらいたった午前9時頃に行っています。
全身の筋肉をくまなく心地よく伸ばせるこのプログラムを、朝30分かけて行うことで、
睡眠の余韻がほんのり残る体をシャッキリとリフレッシュできるだけでなく、
全身の血の巡りが促され、パワフルな1日を過ごすことができるのでおすすめです。

また、このモムチャンストレッチングは、動作自体は単純でカンタンですが、
どの筋肉をどのように動かすかが効果のキモとなります。
そのため30分の「本編」のほかに、90分の「解説編」で、
動作の一つひとつを丁寧に解説しています。
動きや注意すべき点、NGポイントなどを
しっかりと頭に入れるためにも、繰り返し見ていただきたいと思います。
部屋の壁などに貼って、ストレッチの動きや順番を確認するのに便利な
ポスターも特典として付けていますので、こちらもご利用ください。

★エクササイズをする際の注意点
・このエクササイズは健康な方に向けてつくられています。
　体調不良の方、過去に病気等を患った方は、必ず医師の許可を得てからエクササイズを行ってください。
・妊娠中や出産後は、必ず医師に相談した上で行ってください。
　特に骨盤を動かすエクササイズは、妊娠中は避けたほうがいい場合が多いのでご注意ください。
・エクササイズを行う際は、すべりにくい場所、まわりに障害となるものがない状態で行ってください。
・エクササイズは無理をせず、体調に合わせて、ご自身のペースで行ってください。
　途中で気分が悪くなった場合は、速やかに中止してください。

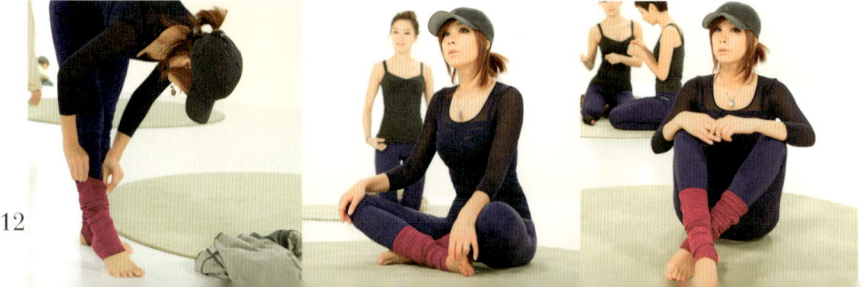

DVDの使い方

メニュー画面①

選択すると映像画面になり、本編を38個のブロックに分けて丁寧に紹介した90分のレッスンが見られます。

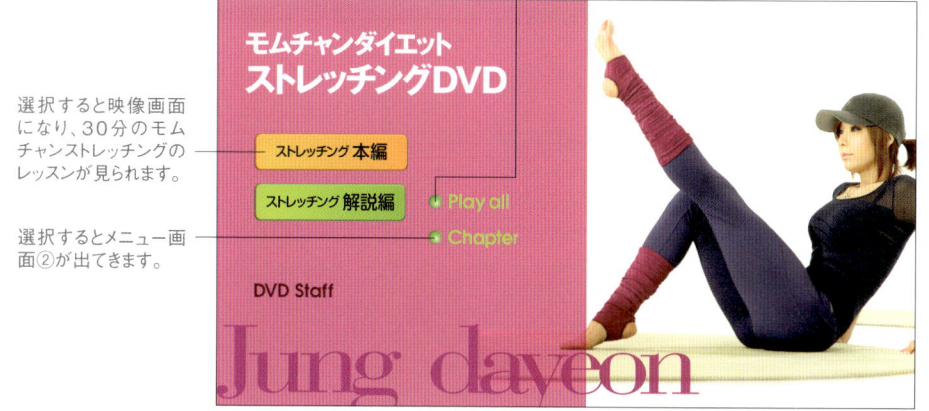

選択すると映像画面になり、30分のモムチャンストレッチングのレッスンが見られます。

選択するとメニュー画面②が出てきます。

メニュー画面②

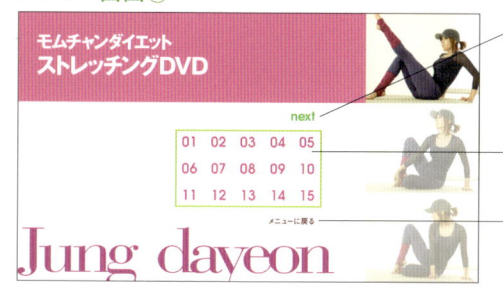

選択するとメニュー画面③が出てきます。

01から15までのメニューがあり、それぞれの番号を選択すると映像画面になり、各ブロックごとのレッスンが丁寧な解説付で見られます。

メニュー画面①に戻ることができます。

メニュー画面③

選択するとメニュー画面④が出てきます。

選択するとメニュー画面②が出てきます。

16から30までのメニューがあり、それぞれの番号を選択すると映像画面になり、各ブロックごとのレッスンが丁寧な解説付で見られます。

メニュー画面①に戻ることができます。

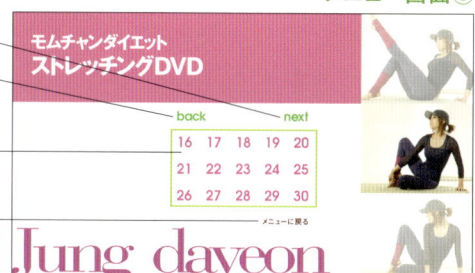

メニュー画面④

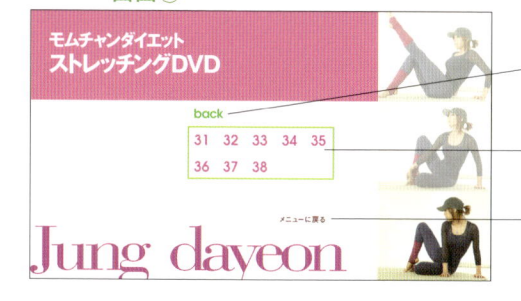

選択するとメニュー画面③が出てきます。

31から38までのメニューがあり、それぞれの番号を選択すると映像画面になり、各ブロックごとのレッスンが丁寧な解説付で見られます。

メニュー画面①に戻ることができます。

Part 2
悩み別

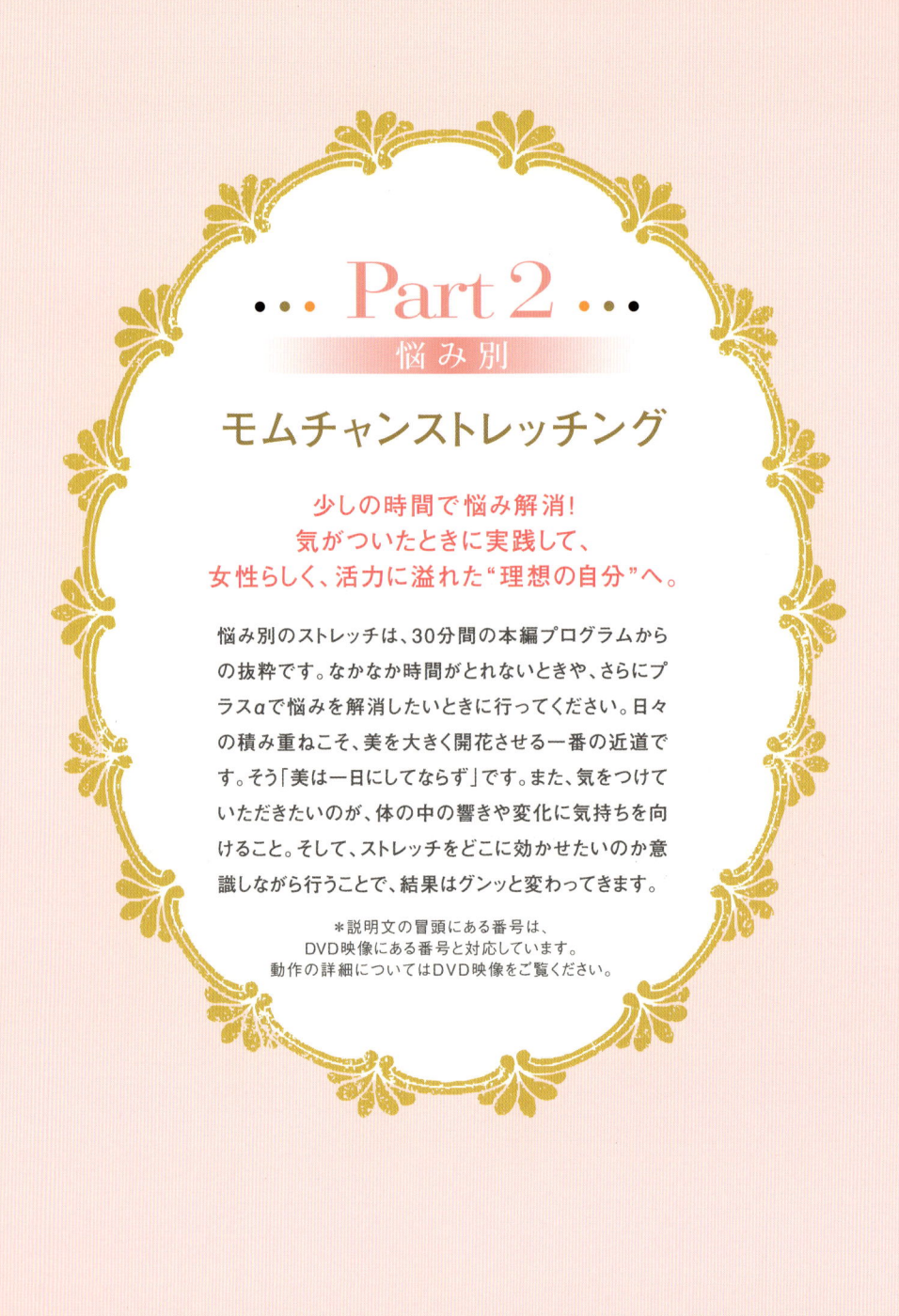

モムチャンストレッチング

少しの時間で悩み解消!
気がついたときに実践して、
女性らしく、活力に溢れた"理想の自分"へ。

悩み別のストレッチは、30分間の本編プログラムからの抜粋です。なかなか時間がとれないときや、さらにプラスαで悩みを解消したいときに行ってください。日々の積み重ねこそ、美を大きく開花させる一番の近道です。そう「美は一日にしてならず」です。また、気をつけていただきたいのが、体の中の響きや変化に気持ちを向けること。そして、ストレッチをどこに効かせたいのか意識しながら行うことで、結果はグンッと変わってきます。

＊説明文の冒頭にある番号は、
DVD映像にある番号と対応しています。
動作の詳細についてはDVD映像をご覧ください。

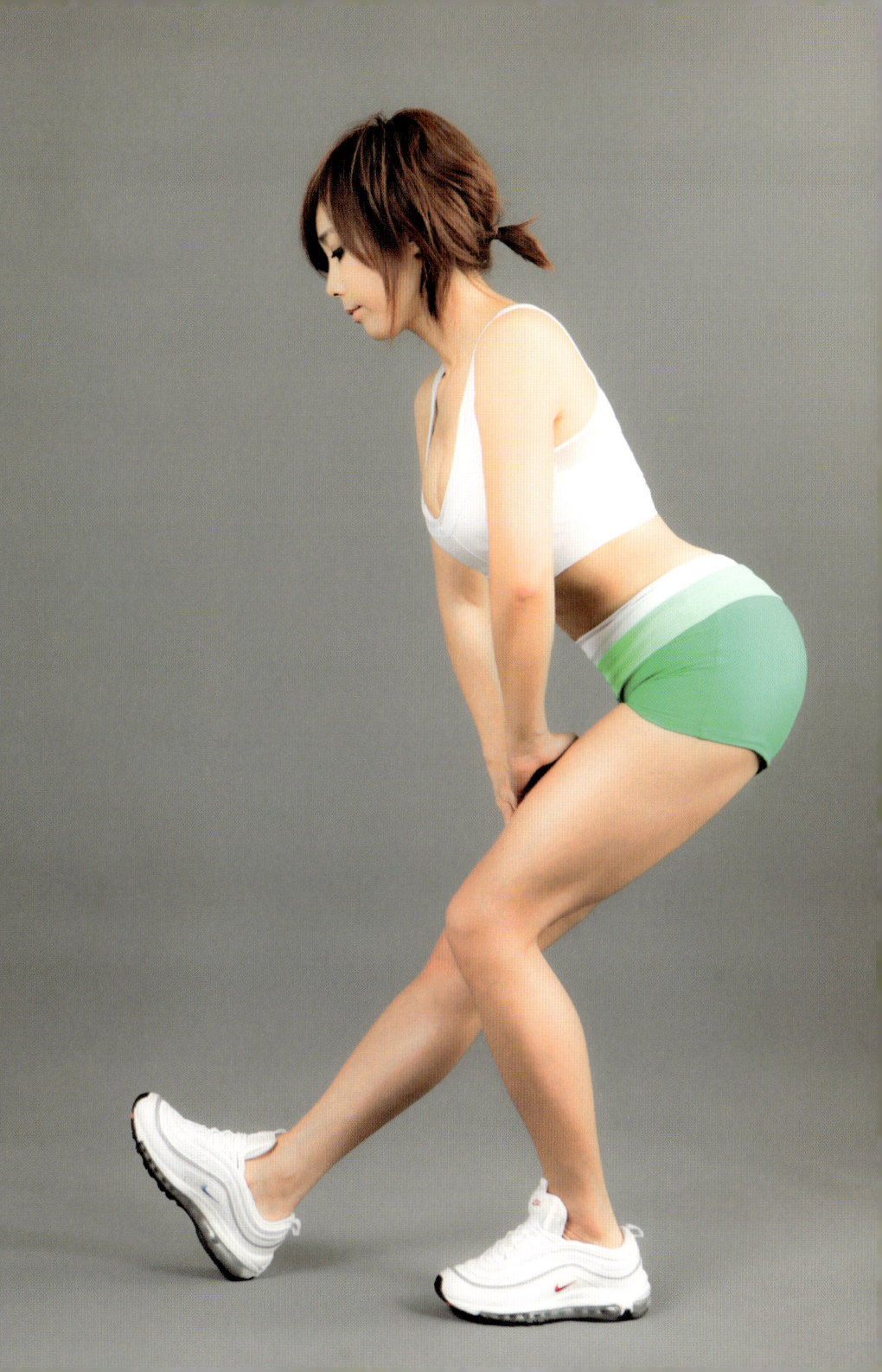

肩こり
パソコンやデスクワークに疲れを感じたら

長時間のパソコンやデスクワークは、首や肩がこりかたまってしまいがち。そのまま放っておくと頭痛にまで進むことがあるため、気がついたときに解消しましょう。このストレッチは、首、肩、背中、脇腹を心地よく伸ばせるので、筋肉がほどよくほぐれて疲れがとれるだけでなく、こりなどからくる目の疲れにも効果的です。

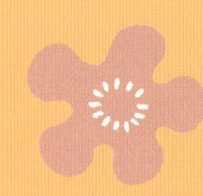

02

手を頭の後ろで組んだら視線を上にし、
肘を広げて、脇〜肩にかけてストレッチ。
このとき肘が背中と一直線になるように注意を。
続いて、肘をすぼめながら背中をまあるく丸め、
首の後ろと背中を伸ばします。

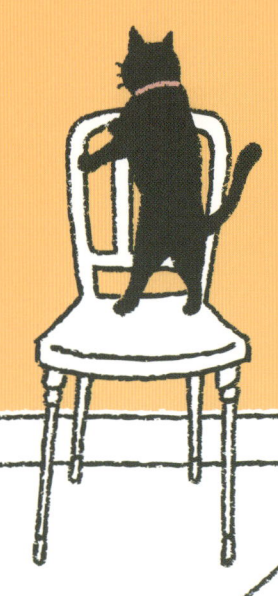

03

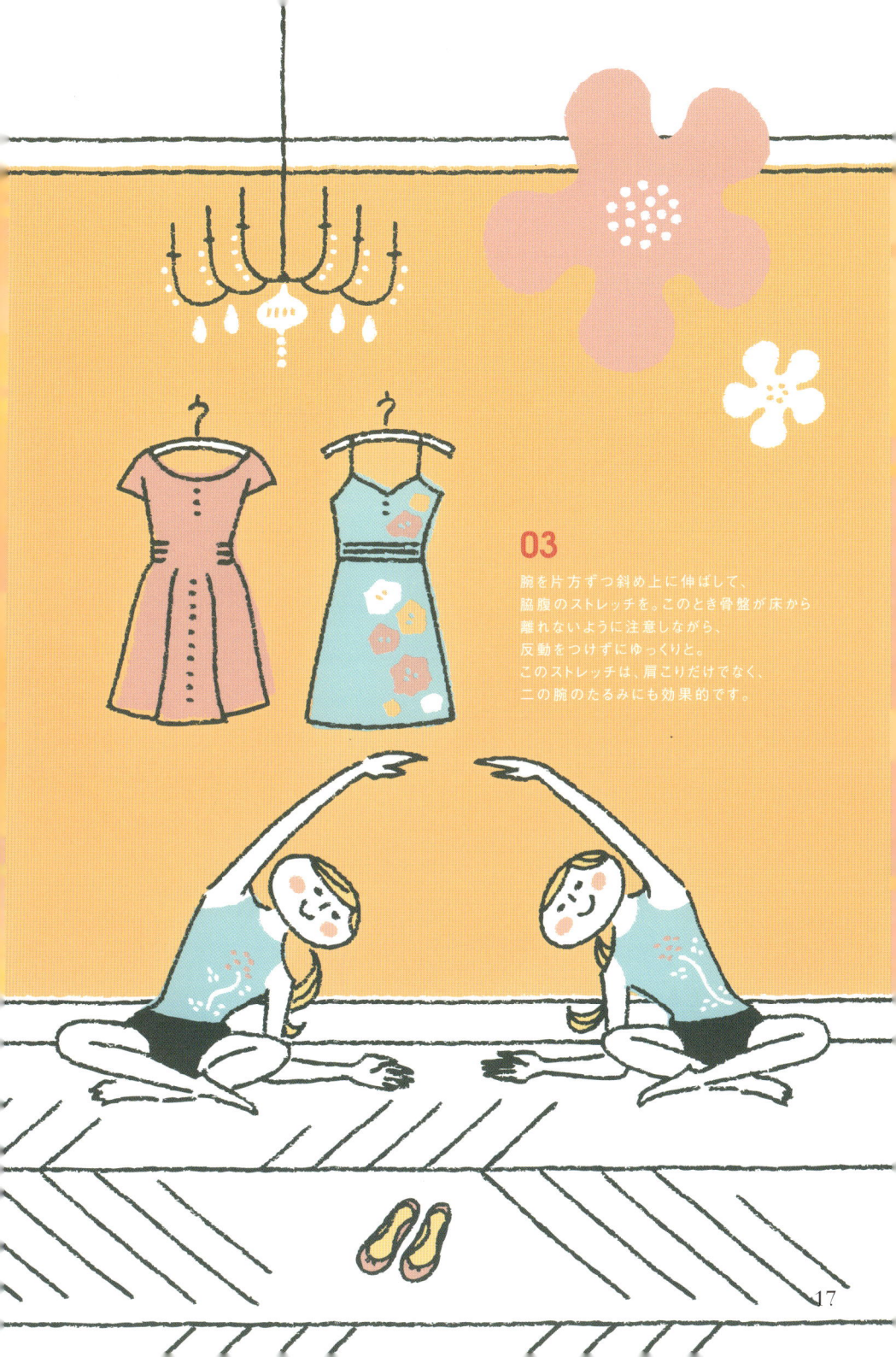

腕を片方ずつ斜め上に伸ばして、
脇腹のストレッチを。このとき骨盤が床から
離れないように注意しながら、
反動をつけずにゆっくりと。
このストレッチは、肩こりだけでなく、
二の腕のたるみにも効果的です。

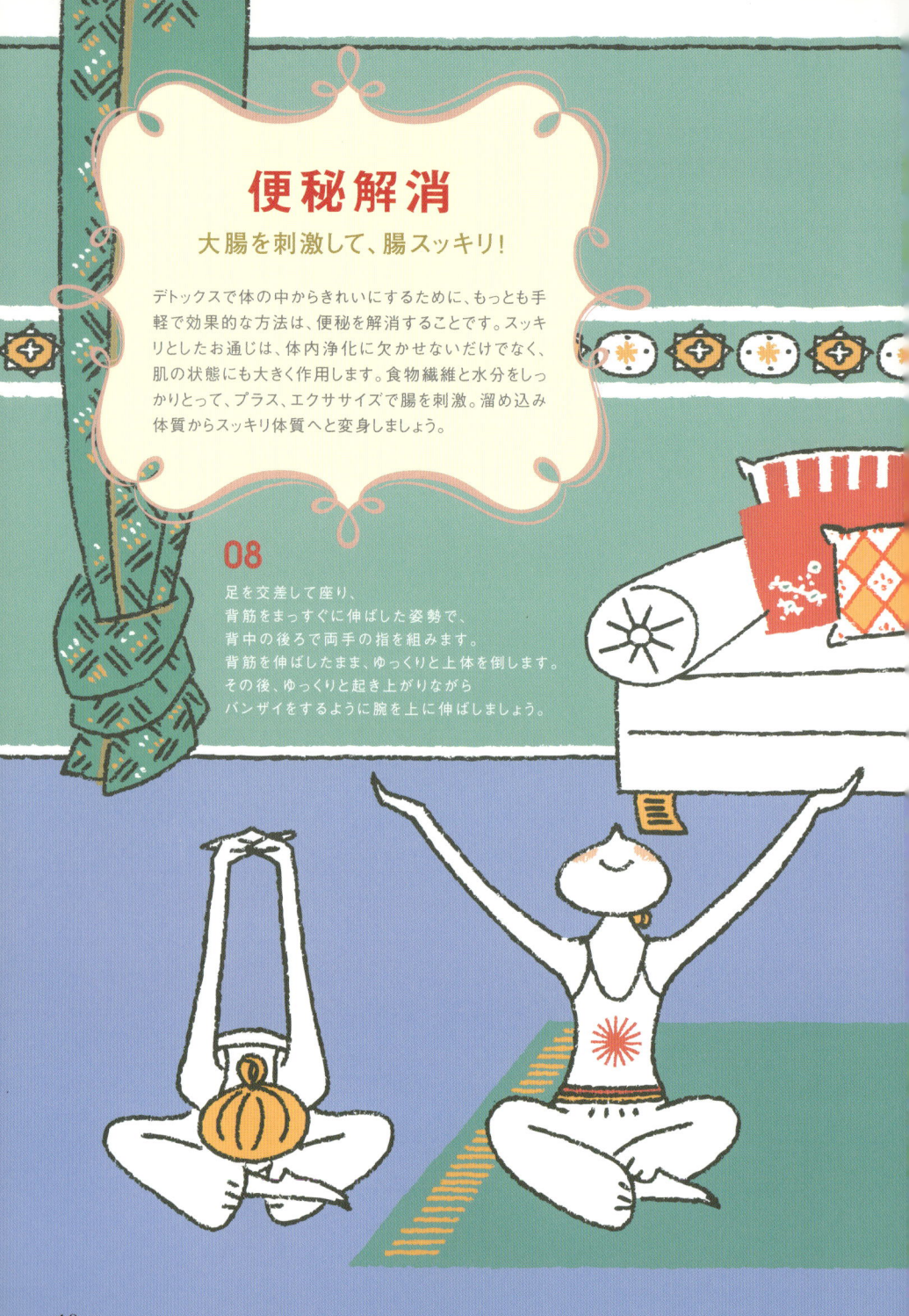

便秘解消
大腸を刺激して、腸スッキリ!

デトックスで体の中からきれいにするために、もっとも手軽で効果的な方法は、便秘を解消することです。スッキリとしたお通じは、体内浄化に欠かせないだけでなく、肌の状態にも大きく作用します。食物繊維と水分をしっかりとって、プラス、エクササイズで腸を刺激。溜め込み体質からスッキリ体質へと変身しましょう。

08

足を交差して座り、
背筋をまっすぐに伸ばした姿勢で、
背中の後ろで両手の指を組みます。
背筋を伸ばしたまま、ゆっくりと上体を倒します。
その後、ゆっくりと起き上がりながら
バンザイをするように腕を上に伸ばしましょう。

09

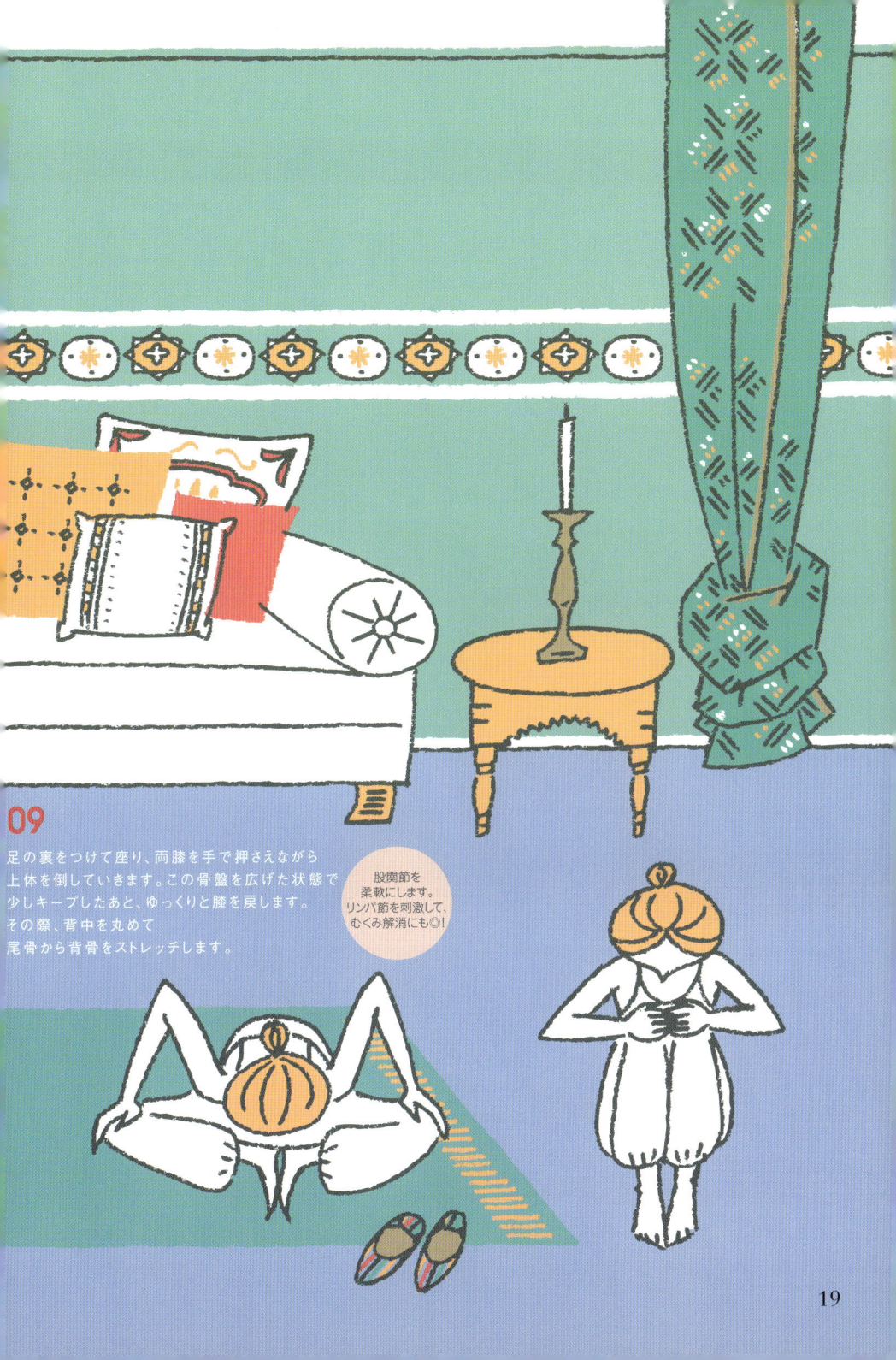

足の裏をつけて座り、両膝を手で押さえながら
上体を倒していきます。この骨盤を広げた状態で
少しキープしたあと、ゆっくりと膝を戻します。
その際、背中を丸めて
尾骨から背骨をストレッチします。

股関節を
柔軟にします。
リンパ節を刺激して、
むくみ解消にも◎！

ウエストまわり
キュッとくびれた、魅惑のラインに

ウエストのくびれラインは、ぜひ手に入れたい女性らしさの象徴ですよね。実は、さえぎる骨のないウエストまわりは、お肉がつきやすいものの、エクササイズの効果が表れやすい部位でもあるのです。しかもこのストレッチは、上半身の柔軟性をアップさせながら脊髄と軟骨を正しい位置に導くため、猫背などの姿勢矯正にも威力を発揮してくれます。

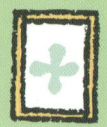

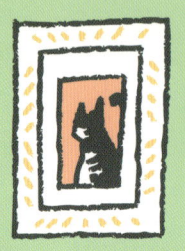

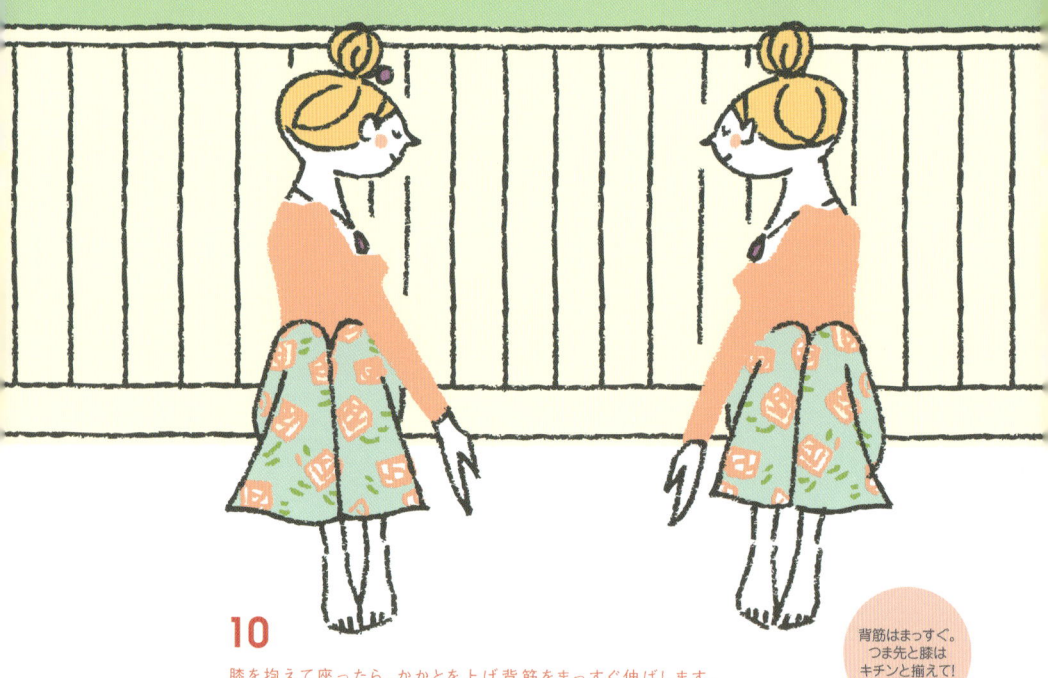

10

膝を抱えて座ったら、かかとを上げ背筋をまっすぐ伸ばします。腕をまっすぐ前に伸ばし、この状態から上体をゆっくりとひねって脇腹をストレッチ。手の動きと一緒に首（顔）も移動させます。このとき視線だけ反対方向を見るように意識すると、首の側面も筋肉が気持ちよく伸びます。左右両方とも行いましょう。

背筋はまっすぐ。つま先と膝はキチンと揃えて！

11

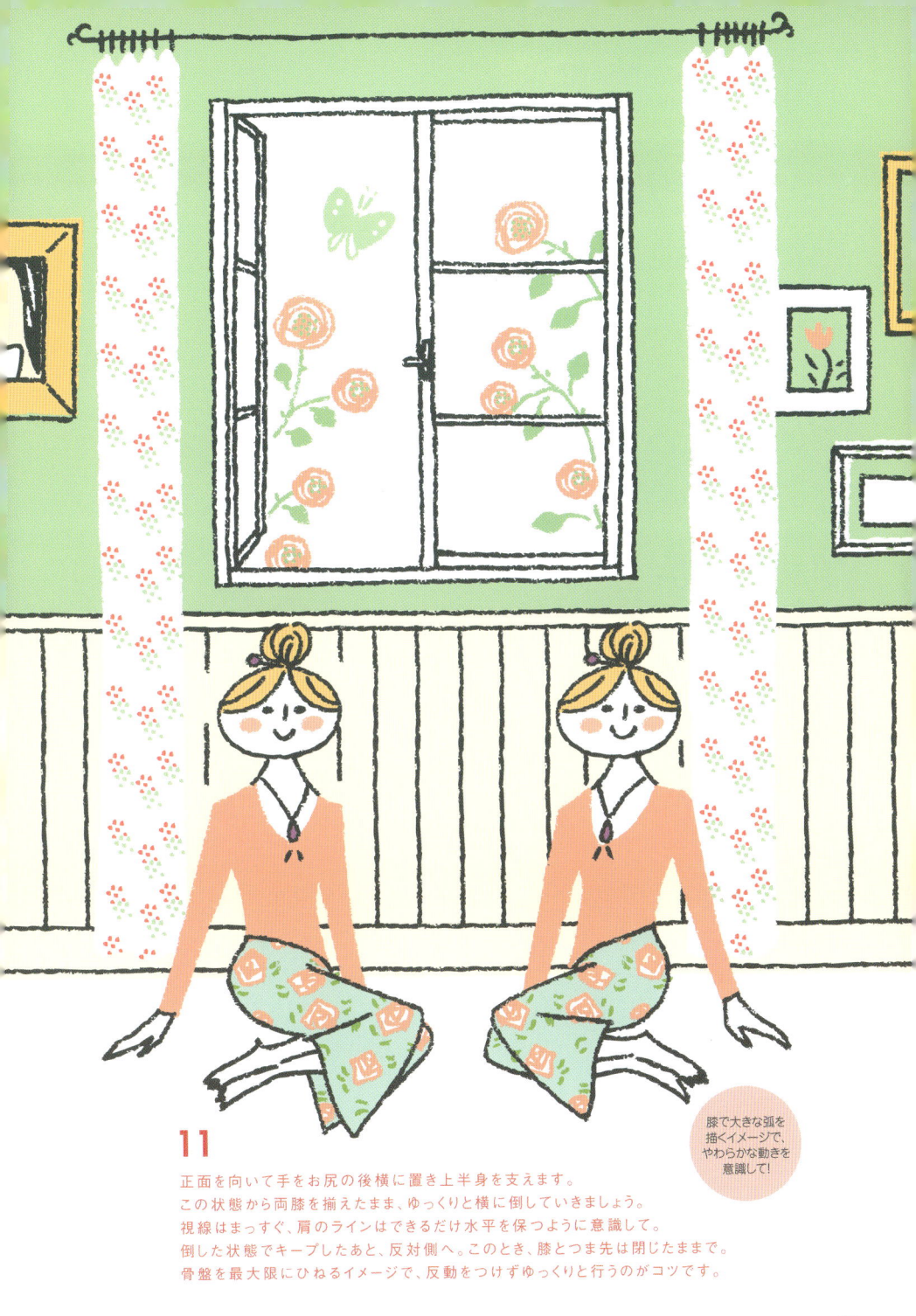

正面を向いて手をお尻の後横に置き上半身を支えます。
この状態から両膝を揃えたまま、ゆっくりと横に倒していきましょう。
視線はまっすぐ、肩のラインはできるだけ水平を保つように意識して。
倒した状態でキープしたあと、反対側へ。このとき、膝とつま先は閉じたままで。
骨盤を最大限にひねるイメージで、反動をつけずゆっくりと行うのがコツです。

膝で大きな弧を描くイメージで、やわらかな動きを意識して!

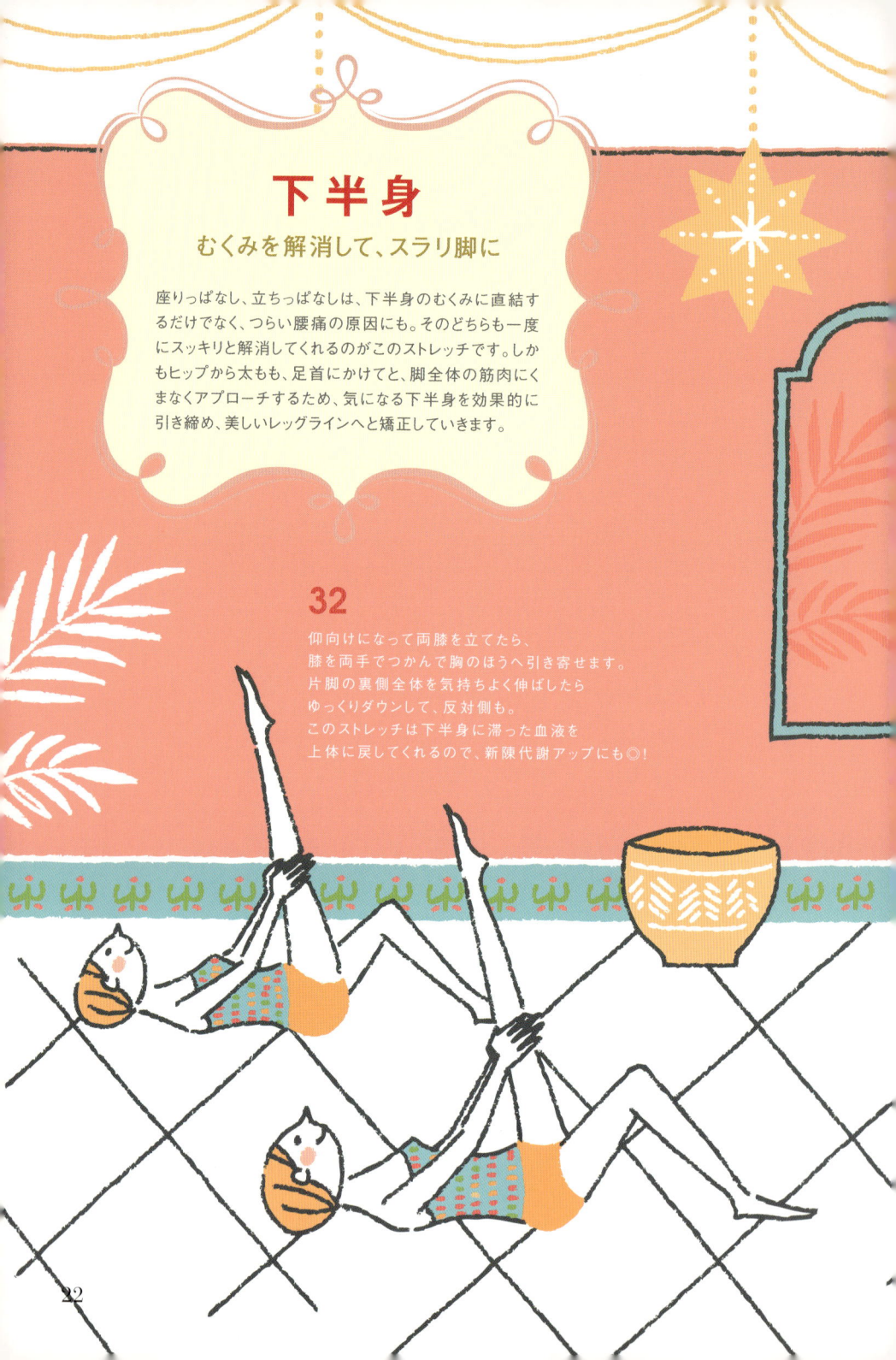

下半身
むくみを解消して、スラリ脚に

座りっぱなし、立ちっぱなしは、下半身のむくみに直結するだけでなく、つらい腰痛の原因にも。そのどちらも一度にスッキリと解消してくれるのがこのストレッチです。しかもヒップから太もも、足首にかけてと、脚全体の筋肉にくまなくアプローチするため、気になる下半身を効果的に引き締め、美しいレッグラインへと矯正していきます。

32

仰向けになって両膝を立てたら、
膝を両手でつかんで胸のほうへ引き寄せます。
片脚の裏側全体を気持ちよく伸ばしたら
ゆっくりダウンして、反対側も。
このストレッチは下半身に滞った血液を
上体に戻してくれるので、新陳代謝アップにも◎！

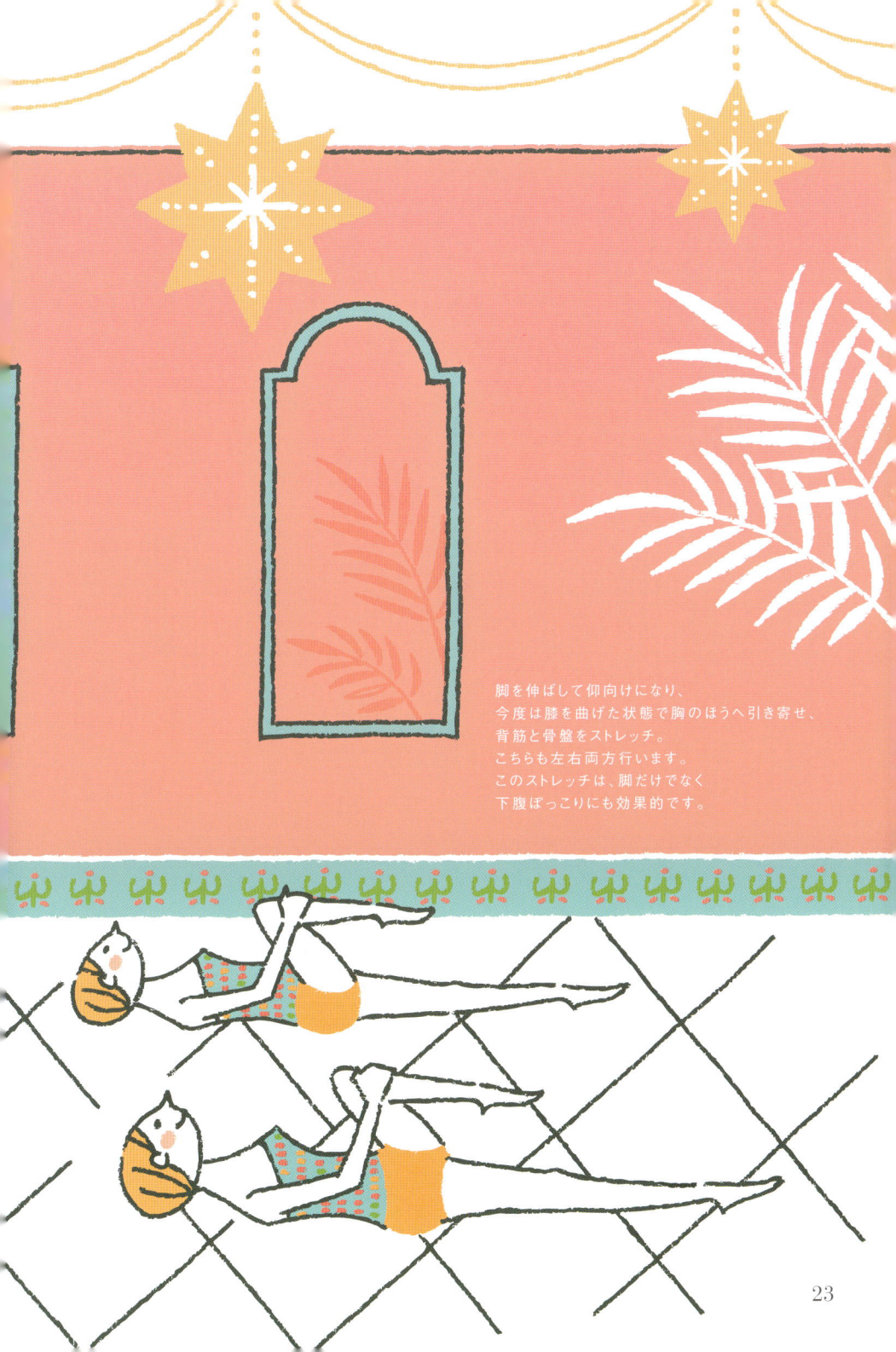

脚を伸ばして仰向けになり、
今度は膝を曲げた状態で胸のほうへ引き寄せ、
背筋と骨盤をストレッチ。
こちらも左右両方行います。
このストレッチは、脚だけでなく
下腹ぽっこりにも効果的です。

骨盤 & 股関節

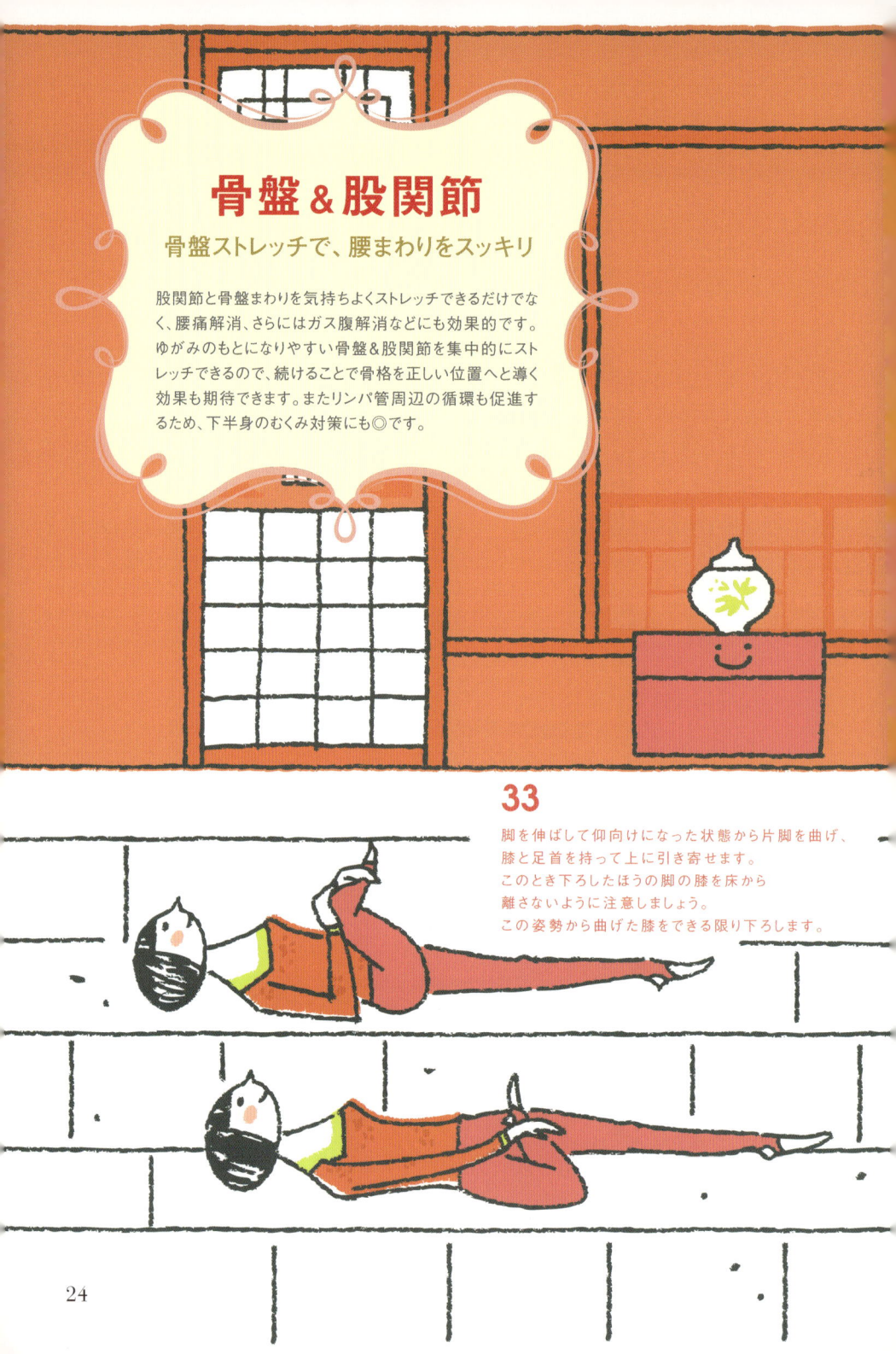

骨盤ストレッチで、腰まわりをスッキリ

股関節と骨盤まわりを気持ちよくストレッチできるだけでなく、腰痛解消、さらにはガス腹解消などにも効果的です。ゆがみのもとになりやすい骨盤＆股関節を集中的にストレッチできるので、続けることで骨格を正しい位置へと導く効果も期待できます。またリンパ管周辺の循環も促進するため、下半身のむくみ対策にも◎です。

33

脚を伸ばして仰向けになった状態から片脚を曲げ、膝と足首を持って上に引き寄せます。
このとき下ろしたほうの脚の膝を床から離さないように注意しましょう。
この姿勢から曲げた膝をできる限り下ろします。

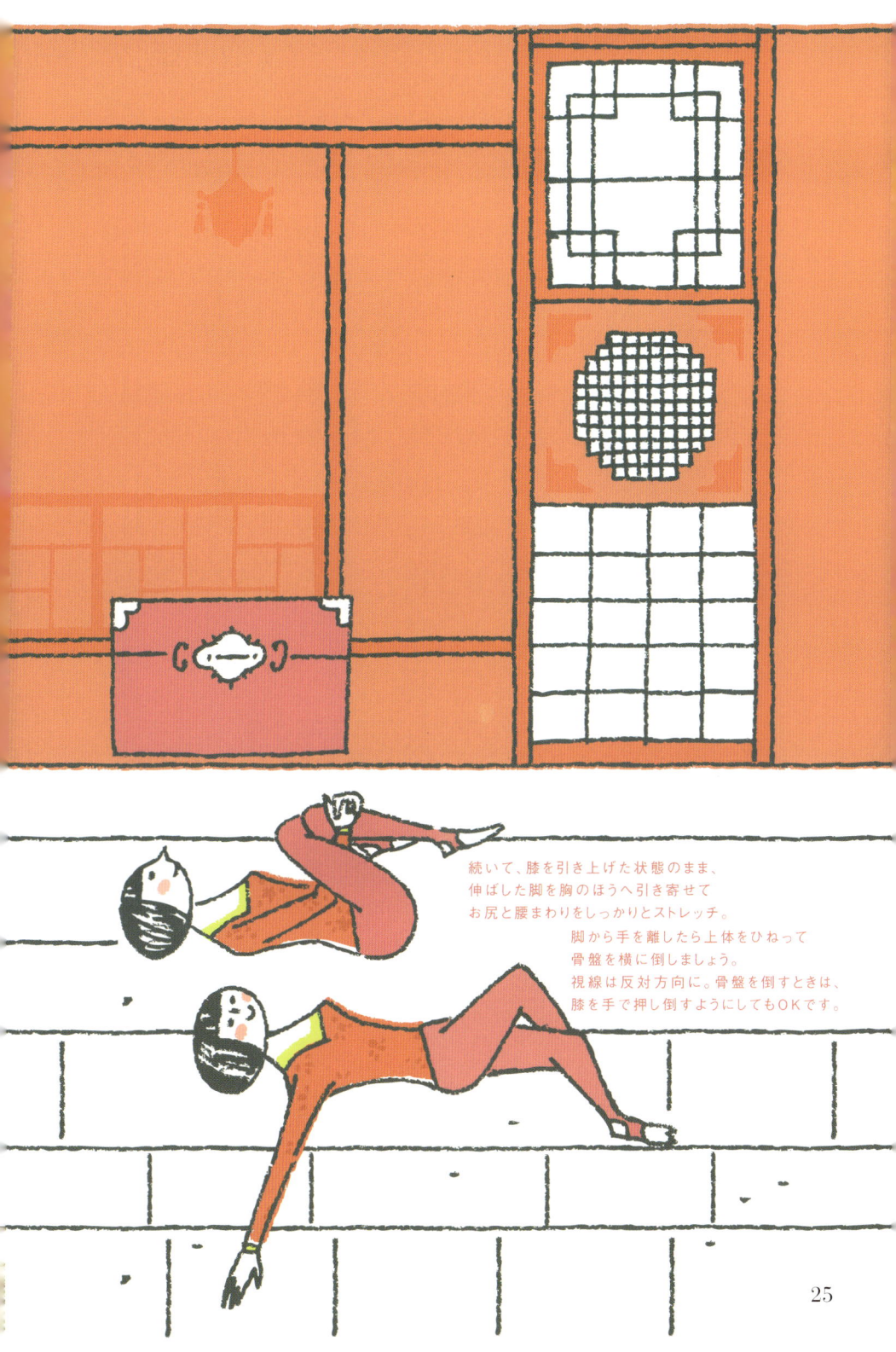

続いて、膝を引き上げた状態のまま、
伸ばした脚を胸のほうへ引き寄せて
お尻と腰まわりをしっかりとストレッチ。
脚から手を離したら上体をひねって
骨盤を横に倒しましょう。
視線は反対方向に。骨盤を倒すときは、
膝を手で押し倒すようにしてもOKです。

悩み別ストレッチINDEX

モムチャンストレッチングは、38ブロックのエクササイズを組み合わせて構成しています。それぞれのブロックは、各々ウエストまわりや骨盤、肩こりなど、さまざまな部位やお悩みに対応しています。悩みに合ったストレッチを選んでください。

悩み	ブロック番号
肩こり	02／03／05／06／07
骨盤	26／29／33／35／36
背中	03／14／15／19
腹部	03／12／23／32
二の腕	03／04
股関節	16／18／32／33
姿勢矯正	01／10／11／30
ウエストまわり	10／11／21／22／28
便秘解消	08／09／10／18／35
レッグライン	12／20／24／25／32
むくみ	09／19／24／31／32
腰痛	17／27／32／34／37
ヒップ	26／37
柔軟性	13／34
疲労感	18／26／38

※ DVD「解説編」のChapterから該当する番号を選んでください。

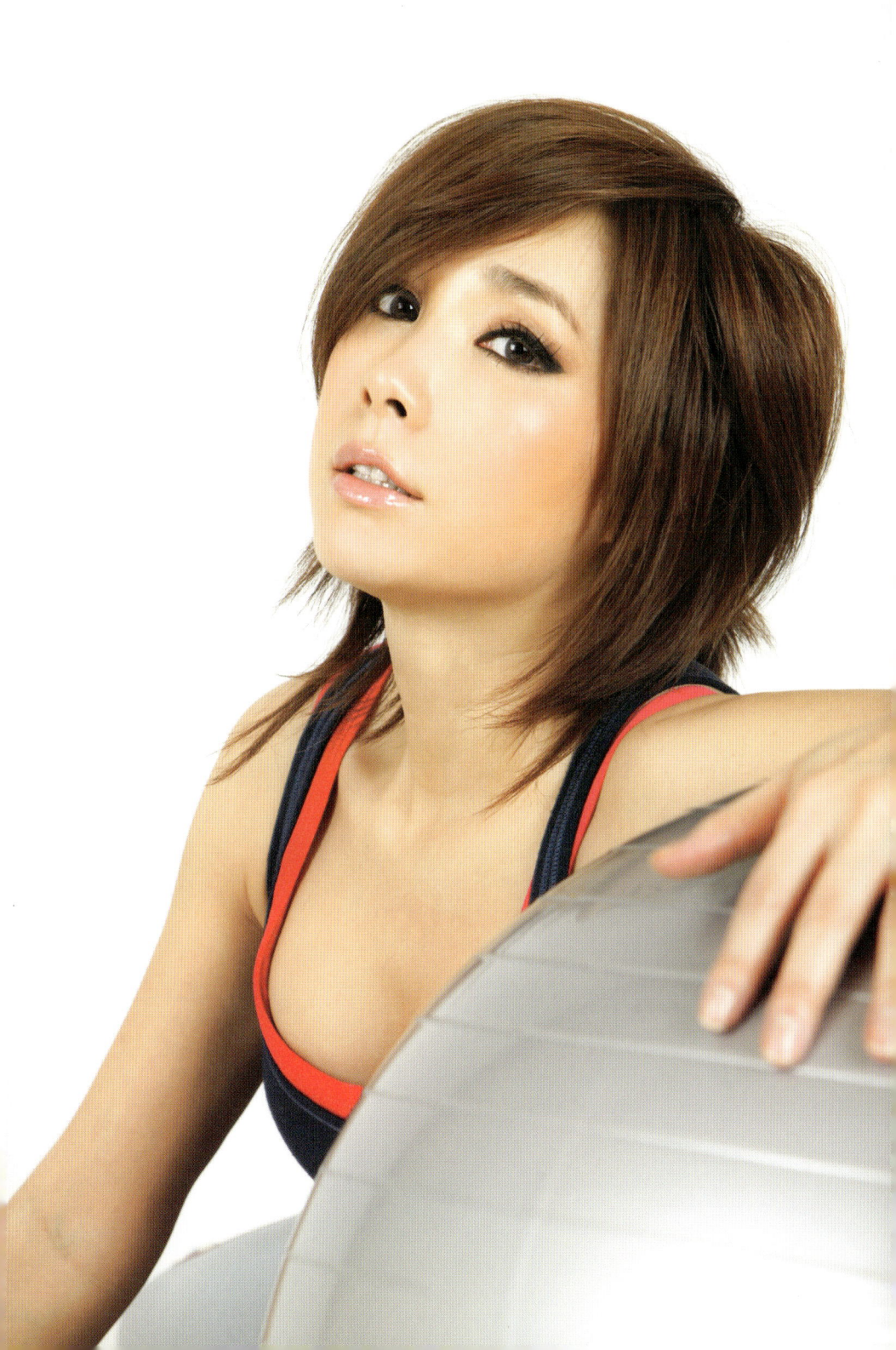

Part 3

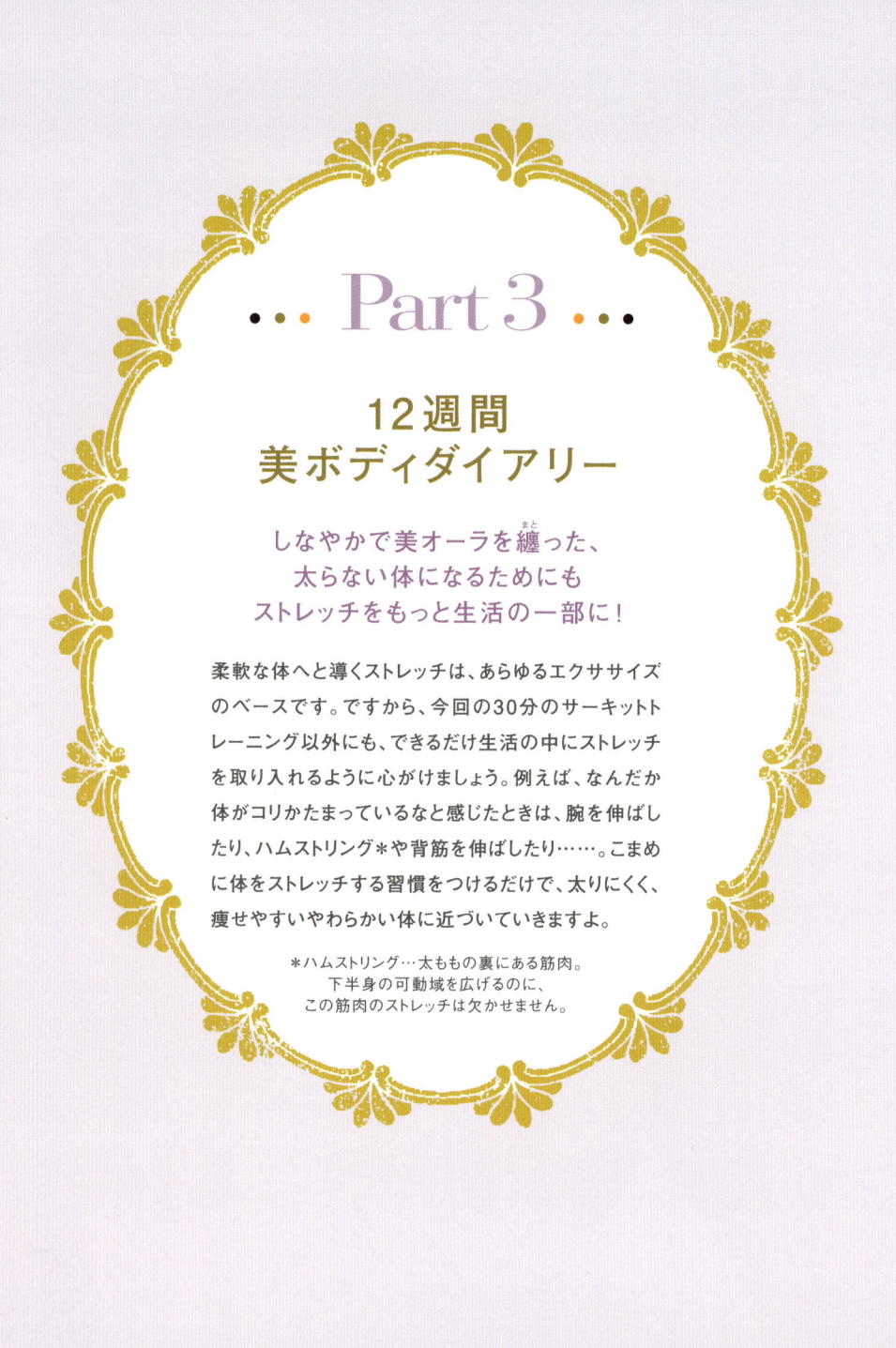

12週間
美ボディダイアリー

しなやかで美オーラを纏(まと)った、
太らない体になるためにも
ストレッチをもっと生活の一部に！

柔軟な体へと導くストレッチは、あらゆるエクササイズのベースです。ですから、今回の30分のサーキットトレーニング以外にも、できるだけ生活の中にストレッチを取り入れるように心がけましょう。例えば、なんだか体がコリかたまっているなと感じたときは、腕を伸ばしたり、ハムストリング*や背筋を伸ばしたり……。こまめに体をストレッチする習慣をつけるだけで、太りにくく、痩せやすいやわらかい体に近づいていきますよ。

*ハムストリング…太ももの裏にある筋肉。
下半身の可動域を広げるのに、
この筋肉のストレッチは欠かせません。

郵便はがき

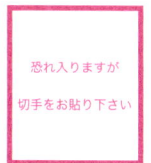

105 8070

恐れ入りますが
切手をお貼り下さい

東京都港区海岸1-15-1

株式会社 扶 桑 社

『チョン・ダヨンのモムチャンダイエット ストレッチング』係行

□□□-□□□□ ご住所			
(フリガナ) お名前			男・女
お電話番号	(　　　)　　-	年齢	歳
メールアドレス			
ご職業	1.学生　2.公務員　3.会社員　4.会社役員　5.商工自営　6.農林漁業　7.教員 8.医師　9.自由業　10.主婦　11.その他（　　　　　　　　　）		
今回お買い上げの書店名	市 町		書店
扶桑社刊『モムチャンダイエット プレミアム』 はお持ちですか？	はい		いいえ

ご記入いただいた個人情報は、アンケート集計、当選者へのプレゼント発送に使用し、その他の目的で使用することはありません。

●本書を何でお知りになりましたか。
　①書店で見て　　　　　　　　　　　　②テレビで見て（　　　　　　　）
　③新聞・雑誌で見て（　　　　　　　）④ネットで見て（　　　　　　　）
　⑤知人のすすめ　　　　　　　　　　　⑥その他（　　　　　　　　　　）
●本書の価格はいかがでしたか。
　①内容と合っている　　②内容の割に安い　　③内容の割には高い
●このストレッチを始めてから体調や身体に変化を感じましたか。
　よろしければ教えてください。

●本書に対するご意見やご感想など、ご自由にお書き下さい。

●この感想を本の宣伝に使用する場合があります。
　宣伝に使用することに、同意　する／しない
●同意された方のお名前は、本名で／ペンネームで（　　　　　　　　　）
　年齢表記は、構わない／しない
（感想の使用にあたっては、抜粋させていただくことがあります）

●愛読者プレゼント●
このはがきで感想をお寄せいただいた方の中から抽選で5名の方に、『モムチャンダイエットWiiフィギュアロビクス byチョン・ダヨン』（税込3,990円）を差し上げます。
プレゼントの締め切りは2011年12月末日です。
当選の発表は発送をもってかえさせていただきます。

※官製はがきの場合は、このはがきの所定の項目をうらおもてにご記入の上、ご応募下さい。

ご協力ありがとうございました。

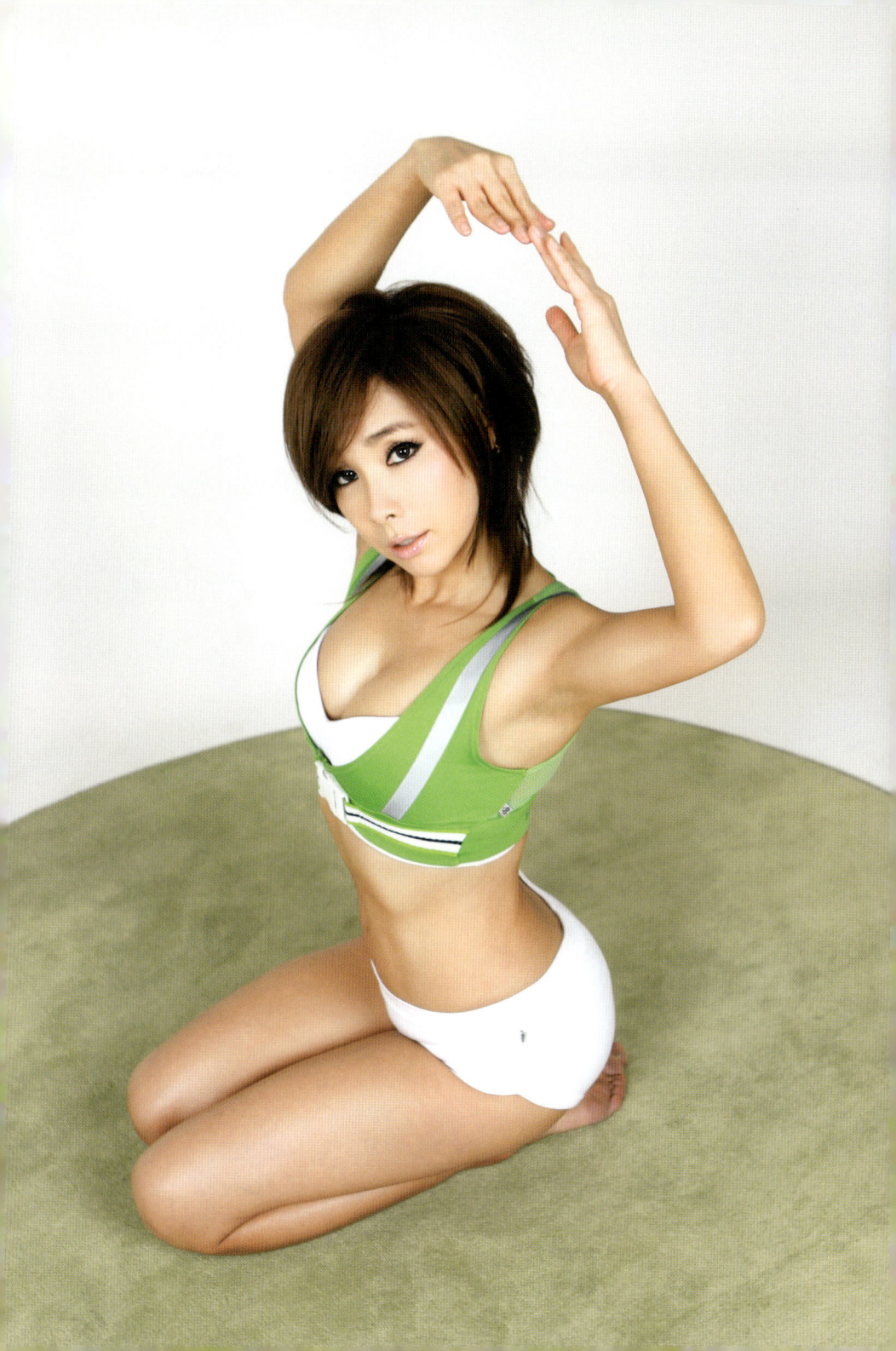

> 美ボディダイアリーのすすめ

記録を残すことが、美ボディへの近道！自分を見つめ直すきっかけになるし、続けるモチベーションにもなる。

モムチャンストレッチングは、太りにくく痩せやすい体づくりのためにも、ぜひ毎日の習慣にしていただきたいと思っています。そこで今回、習慣化するための強力ツールとして、12週間分のレコーディング用ダイアリーをご用意。

なぜ期間が12週間かというと、その行為が生活の一部となり、その後は無理なく習慣として続けていけるようになるまでに必要な期間だからです。これは脳の見地からも言われていますが、何より私自身の経験から強く確信している期間でもあります。私が主宰するジム会員の皆さんにも「習慣にしたいことがあるならば、とりあえず12週間は続けてみましょう！」と、繰り返しアドバイスしています。

また、この「美ボディダイアリー」には、エクササイズの有無だけでなく、その日の体調や食事、ボディラインチェックによる印象などを、しっかり書き込める構成になっています。

理想のボディを手に入れるには、まず、今の自分自身を知ること。そして、どうなりたいかという明確な目標を持つことがとても大切です。毎日書き込むのは面倒に思えるかもしれませんが、自分自身の行動を意識し、続ける意志を強固なものとするためには、とても有効なのです。なにより12週間続けることで、自分自身でもわからなかった生活パターンに気がつくことも。ぜひ上手にご活用ください。

ダイエット中は、ちょこちょこ食べを基本に

モムチャンダイエットでは、「空腹は最大の敵」。なので、1日に食べる食事の回数を増やすことで、総量は増やさず満足感を得る方法を推奨しています。ダイアリーにあるチェックボックスの「1日6食」は、朝、昼、夕の3食に加え、間食（おやつや軽食）も回数に入れています。最初は、総量が増えてしまうかもしれませんが、まずはちょこちょこ食べという食習慣に慣れるためにも、回数はできるだけ減らさないように気をつけましょう。

体重などの数値に惑わされないで！

このダイアリーには、体重やウエストサイズなど数値を書き込むスペースをあえて設けていません。大切なのは、全身のバランス。数値にこだわるより、全身鏡で自分を映し出すことのほうが絶対に効果的なのだと私は確信しています。

● **体調**
体調の欄には、もし可能であれば、生理日だけでなく基礎体温などの数値を入れておくと、排卵日などが正確にわかるのでおすすめです。あわせて肌の調子やむくみ状態なども書き込みましょう。女性ホルモンの影響をどう受けているかを知る助けにもなりますよ。

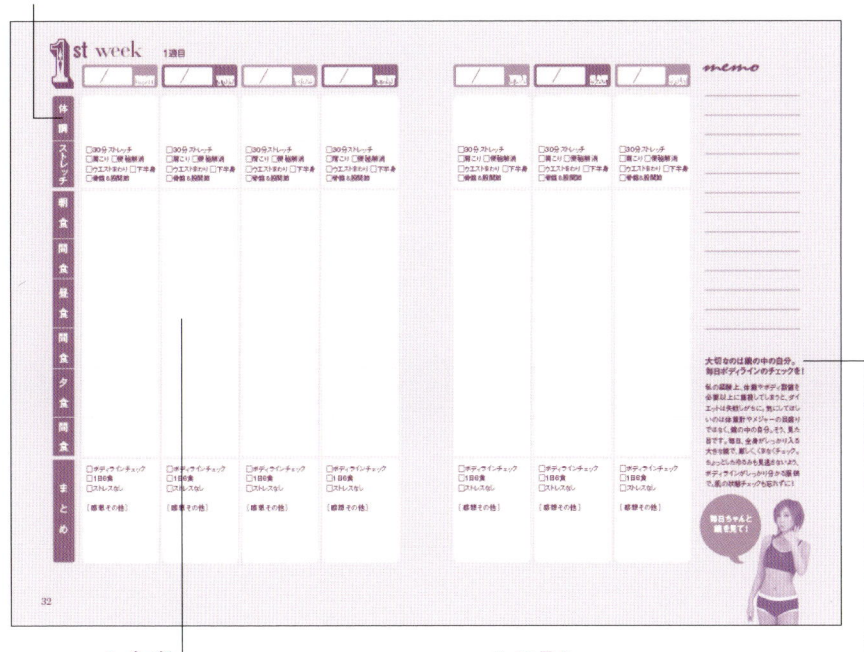

● **食事**
食事の欄には、メニューだけでなく、その量や食事時間も書いておきましょう。ティータイムや、少しつまんでしまったお菓子などもしっかりと記録を。また外食や飲み会などのときは、アルコールなども忘れずに書きとめましょう。

● **コラム**
ダイエットへの意識を高めたり、エクササイズを習慣にするためにはどうすればよいかなど、美と健康を手に入れるためのアドバイスをまとめました。楽しんで続けるために、ぜひ参考にしてください。

1st week　1週目

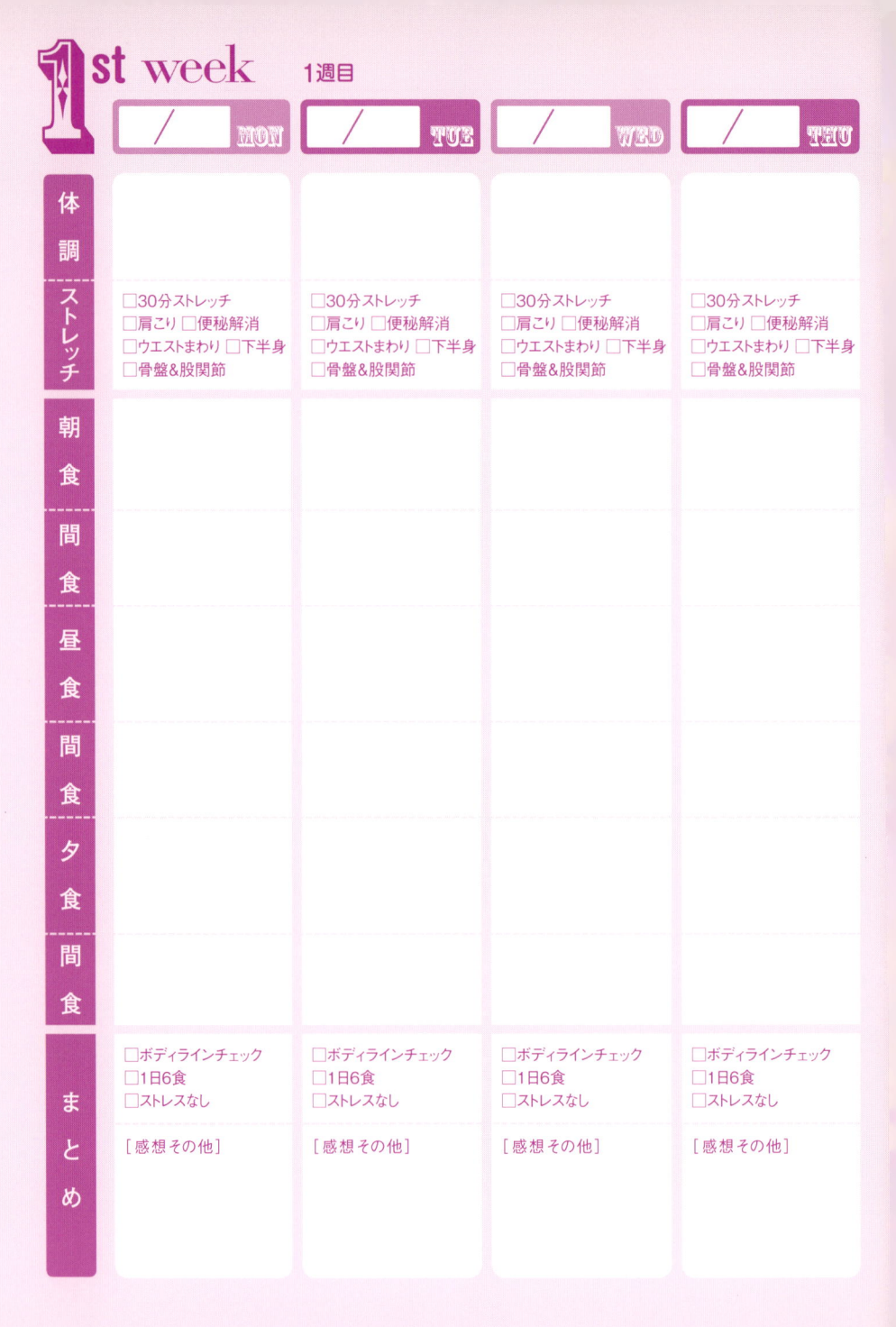

	/ MON	/ TUE	/ WED	/ THU
体調 ストレッチ	□30分ストレッチ □肩こり □便秘解消 □ウエストまわり □下半身 □骨盤&股関節	□30分ストレッチ □肩こり □便秘解消 □ウエストまわり □下半身 □骨盤&股関節	□30分ストレッチ □肩こり □便秘解消 □ウエストまわり □下半身 □骨盤&股関節	□30分ストレッチ □肩こり □便秘解消 □ウエストまわり □下半身 □骨盤&股関節
朝食				
間食				
昼食				
間食				
夕食				
間食				
まとめ	□ボディラインチェック □1日6食 □ストレスなし [感想その他]	□ボディラインチェック □1日6食 □ストレスなし [感想その他]	□ボディラインチェック □1日6食 □ストレスなし [感想その他]	□ボディラインチェック □1日6食 □ストレスなし [感想その他]

/ FRI	/ SAT	/ SUN
□30分ストレッチ □肩こり □便秘解消 □ウエストまわり □下半身 □骨盤&股関節	□30分ストレッチ □肩こり □便秘解消 □ウエストまわり □下半身 □骨盤&股関節	□30分ストレッチ □肩こり □便秘解消 □ウエストまわり □下半身 □骨盤&股関節
□ボディラインチェック □1日6食 □ストレスなし [感想その他]	□ボディラインチェック □1日6食 □ストレスなし [感想その他]	□ボディラインチェック □1日6食 □ストレスなし [感想その他]

memo

大切なのは鏡の中の自分。
毎日ボディラインのチェックを！

私の経験上、体重やボディ数値を必要以上に重視してしまうと、ダイエットは失敗しがちに。気にしてほしいのは体重計やメジャーの目盛りではなく、鏡の中の自分。そう、見た目です。毎日、全身がしっかり入る大きな鏡で、厳しく、くまなくチェック。ちょっとしたゆるみも見逃さないよう、ボディラインがしっかり分かる服装で。肌の状態チェックも忘れずに！

毎日ちゃんと鏡を見て！

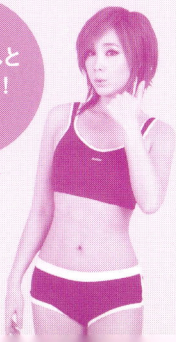

2nd week　2週目

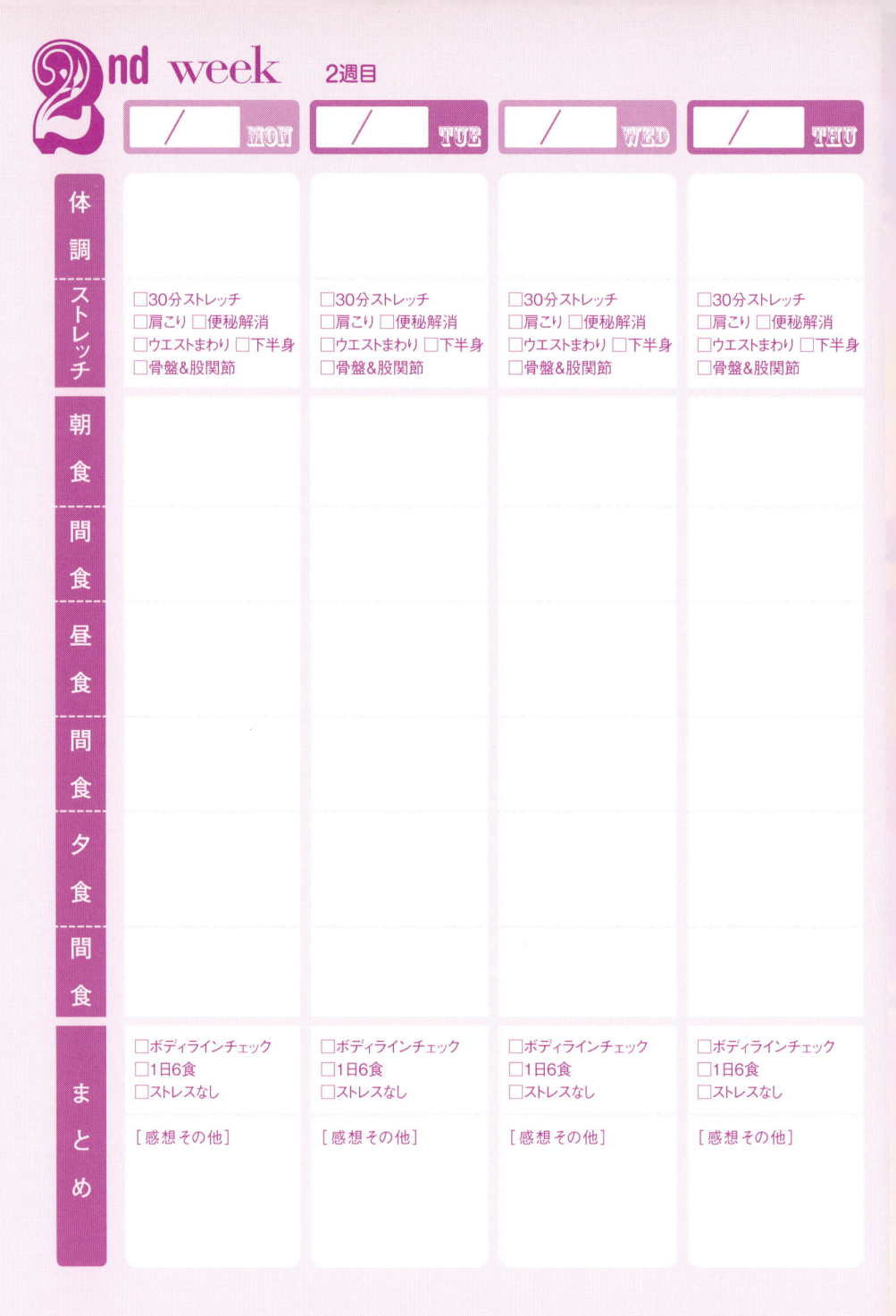

	／ MON	／ TUE	／ WED	／ THU
体調ストレッチ	□30分ストレッチ □肩こり　□便秘解消 □ウエストまわり　□下半身 □骨盤&股関節	□30分ストレッチ □肩こり　□便秘解消 □ウエストまわり　□下半身 □骨盤&股関節	□30分ストレッチ □肩こり　□便秘解消 □ウエストまわり　□下半身 □骨盤&股関節	□30分ストレッチ □肩こり　□便秘解消 □ウエストまわり　□下半身 □骨盤&股関節
朝食				
間食				
昼食				
間食				
夕食				
間食				
まとめ	□ボディラインチェック □1日6食 □ストレスなし ［感想その他］	□ボディラインチェック □1日6食 □ストレスなし ［感想その他］	□ボディラインチェック □1日6食 □ストレスなし ［感想その他］	□ボディラインチェック □1日6食 □ストレスなし ［感想その他］

/ FRI	/ SAT	/ SUN

☐ 30分ストレッチ
☐ 肩こり ☐ 便秘解消
☐ ウエストまわり ☐ 下半身
☐ 骨盤&股関節

☐ 30分ストレッチ
☐ 肩こり ☐ 便秘解消
☐ ウエストまわり ☐ 下半身
☐ 骨盤&股関節

☐ 30分ストレッチ
☐ 肩こり ☐ 便秘解消
☐ ウエストまわり ☐ 下半身
☐ 骨盤&股関節

☐ ボディラインチェック
☐ 1日6食
☐ ストレスなし

[感想その他]

☐ ボディラインチェック
☐ 1日6食
☐ ストレスなし

[感想その他]

☐ ボディラインチェック
☐ 1日6食
☐ ストレスなし

[感想その他]

memo

急ぎすぎるダイエットはリバウンドのもと。

ダイエットでは、早急な結果を求めがちです。でも、すぐに結果が出るダイエットは自分に無理を強いてしまうため、最終的にはリバウンドの元凶に。もし体重が理想通り減ったとしても、そのひずみは肌や外見にしっかりと表れます。アンチエイジングの観点から見ても、無理なダイエットは赤信号！　若々しさやハリ肌のためにも正しいダイエットを心がけて。

正しいダイエットは老化の針もゆるめてくれるの

3rd week　3週目

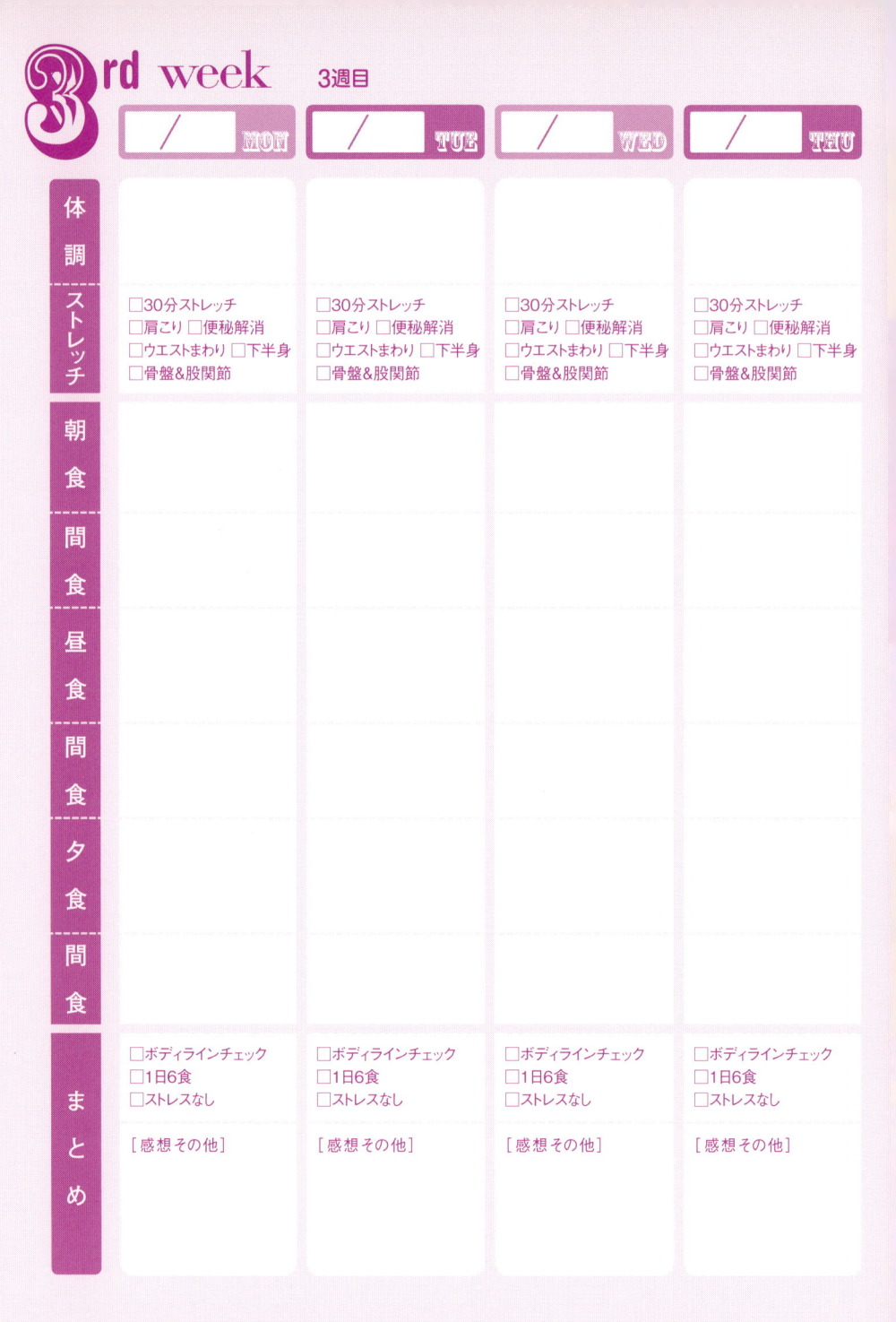

	/ MON	/ TUE	/ WED	/ THU
体調				
ストレッチ	☐30分ストレッチ ☐肩こり ☐便秘解消 ☐ウエストまわり ☐下半身 ☐骨盤＆股関節	☐30分ストレッチ ☐肩こり ☐便秘解消 ☐ウエストまわり ☐下半身 ☐骨盤＆股関節	☐30分ストレッチ ☐肩こり ☐便秘解消 ☐ウエストまわり ☐下半身 ☐骨盤＆股関節	☐30分ストレッチ ☐肩こり ☐便秘解消 ☐ウエストまわり ☐下半身 ☐骨盤＆股関節
朝食				
間食				
昼食				
間食				
夕食				
間食				
まとめ	☐ボディラインチェック ☐1日6食 ☐ストレスなし ［感想その他］	☐ボディラインチェック ☐1日6食 ☐ストレスなし ［感想その他］	☐ボディラインチェック ☐1日6食 ☐ストレスなし ［感想その他］	☐ボディラインチェック ☐1日6食 ☐ストレスなし ［感想その他］

□ / FRI	□ / SAT	□ / SUN

□ 30分ストレッチ
□ 肩こり □ 便秘解消
□ ウエストまわり □ 下半身
□ 骨盤＆股関節

□ 30分ストレッチ
□ 肩こり □ 便秘解消
□ ウエストまわり □ 下半身
□ 骨盤＆股関節

□ 30分ストレッチ
□ 肩こり □ 便秘解消
□ ウエストまわり □ 下半身
□ 骨盤＆股関節

□ ボディラインチェック
□ 1日6食
□ ストレスなし

[感想その他]

□ ボディラインチェック
□ 1日6食
□ ストレスなし

[感想その他]

□ ボディラインチェック
□ 1日6食
□ ストレスなし

[感想その他]

memo

ストレスの放置は、お腹まわりのぽってりに直結！

ストレスはダイエットの大敵。特にお腹まわりに肉がつきやすくなるので、気になっている人は要注意。というのも、ストレスを受けやすい人ほど腹部肥満が多いという調査結果が！ お腹まわり対策のエクササイズに精を出すのも大切ですが、それよりも、まずはストレスを感じたら解消すること。趣味など、自分なりの解消方法を見つけましょう。

ストレス解消法、ちゃんと持ってる？

4th week 4週目

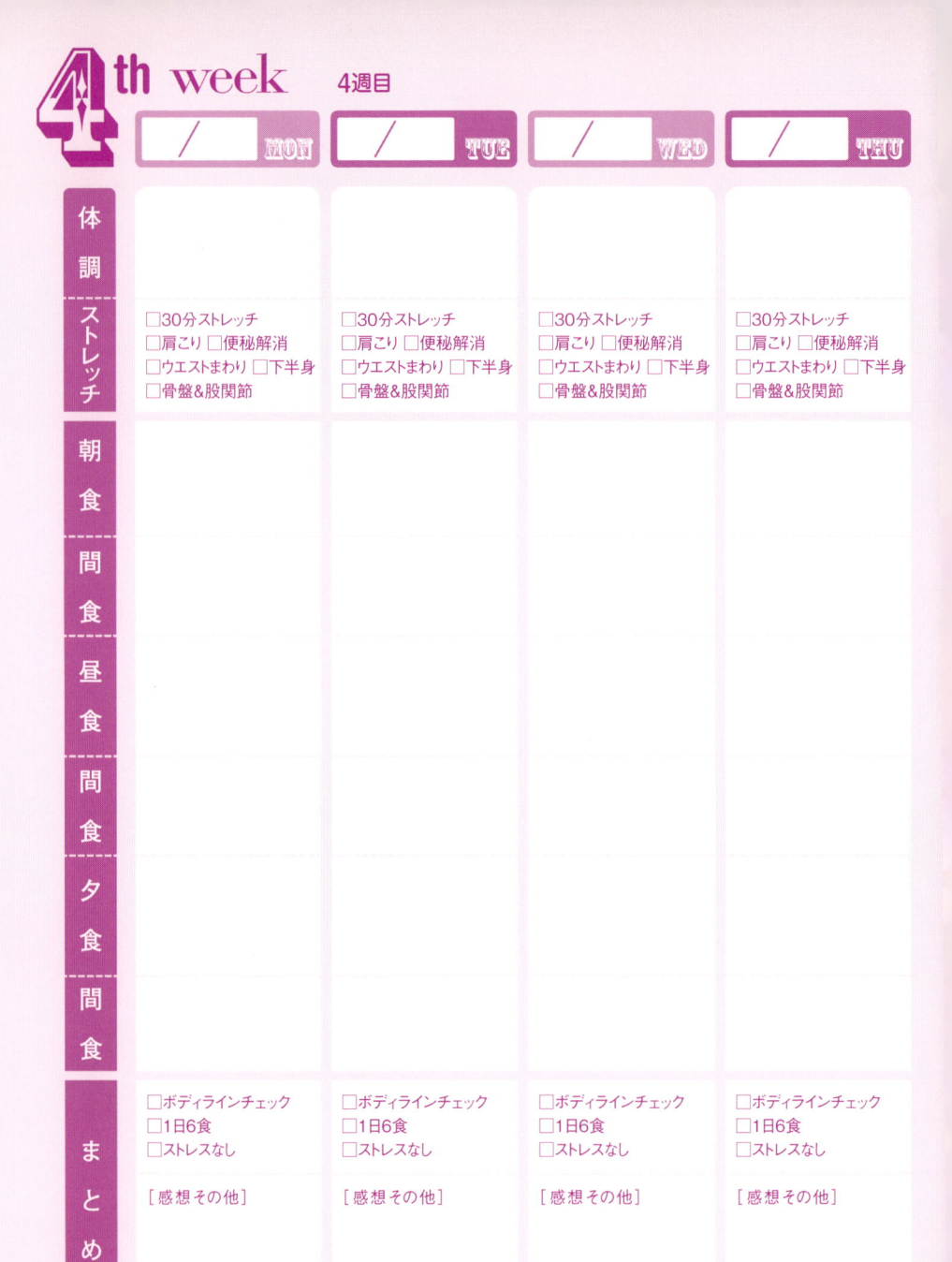

	/ MON	/ TUE	/ WED	/ THU
体調 ストレッチ	☐30分ストレッチ ☐肩こり ☐便秘解消 ☐ウエストまわり ☐下半身 ☐骨盤&股関節	☐30分ストレッチ ☐肩こり ☐便秘解消 ☐ウエストまわり ☐下半身 ☐骨盤&股関節	☐30分ストレッチ ☐肩こり ☐便秘解消 ☐ウエストまわり ☐下半身 ☐骨盤&股関節	☐30分ストレッチ ☐肩こり ☐便秘解消 ☐ウエストまわり ☐下半身 ☐骨盤&股関節
朝食				
間食				
昼食				
間食				
夕食				
間食				
まとめ	☐ボディラインチェック ☐1日6食 ☐ストレスなし [感想その他]	☐ボディラインチェック ☐1日6食 ☐ストレスなし [感想その他]	☐ボディラインチェック ☐1日6食 ☐ストレスなし [感想その他]	☐ボディラインチェック ☐1日6食 ☐ストレスなし [感想その他]

| / | FRI | / | SAT | / | SUN |

□30分ストレッチ
□肩こり □便秘解消
□ウエストまわり □下半身
□骨盤&股関節

□30分ストレッチ
□肩こり □便秘解消
□ウエストまわり □下半身
□骨盤&股関節

□30分ストレッチ
□肩こり □便秘解消
□ウエストまわり □下半身
□骨盤&股関節

□ボディラインチェック
□1日6食
□ストレスなし

[感想その他]

□ボディラインチェック
□1日6食
□ストレスなし

[感想その他]

□ボディラインチェック
□1日6食
□ストレスなし

[感想その他]

memo

グーグー空腹ガマンは、ドカ食いの元凶に！

ダイエットを心がけていても、お腹がグーグー鳴るほどの空腹に直面してしまっては、食欲をコントロールすることは、どんなに意志が強い人でもむずかしいもの。そうなったらもう、「早食い、ドカ食い」につながってしまいます。「空腹はダイエットの敵」だと覚えておきましょう。お腹が空いたなと思ったら、ナッツやドライフルーツなどのおやつを上手に利用して。

おやつは加工度の低いものが◎！

5th week   5週目

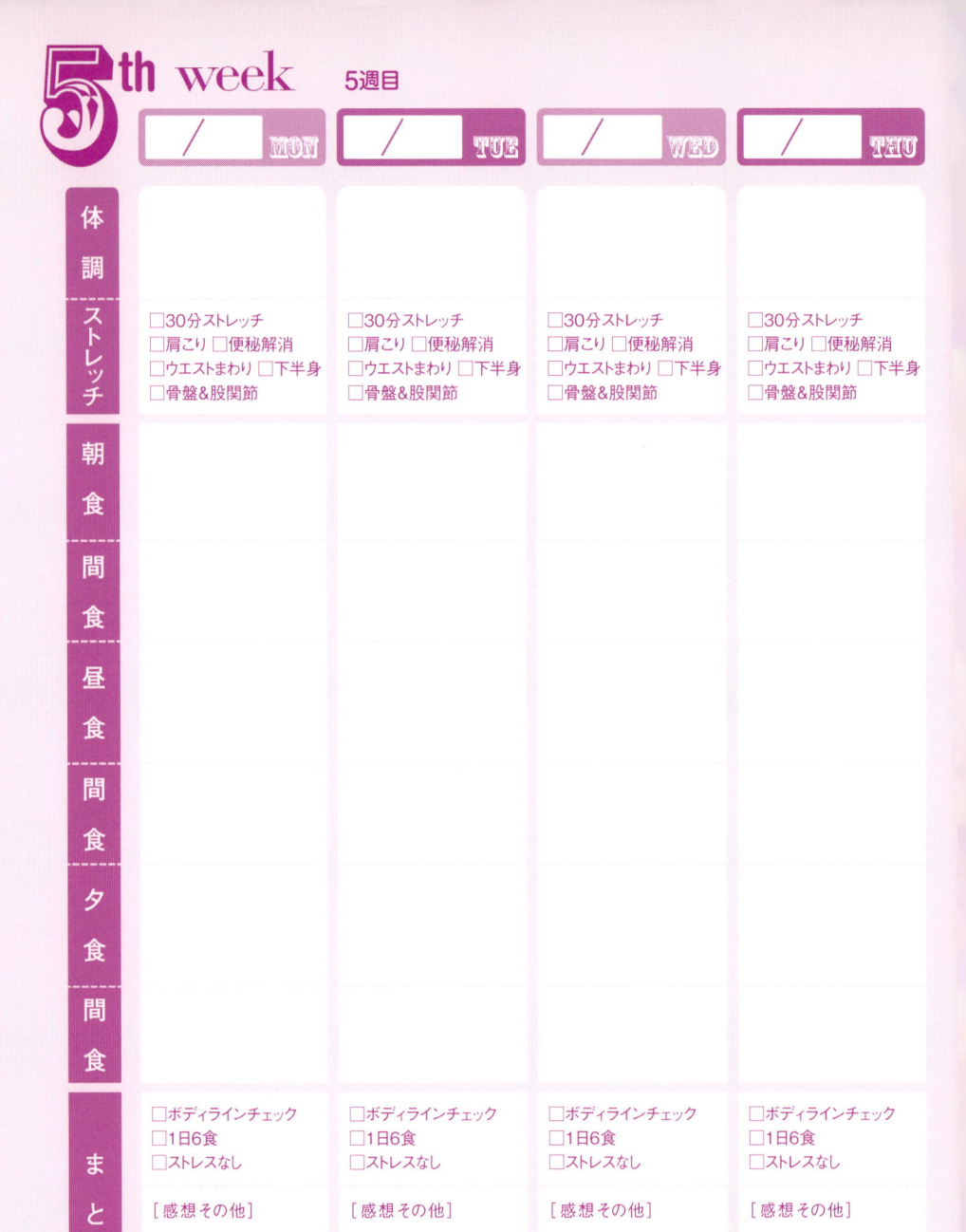

	/ MON	/ TUE	/ WED	/ THU
体調				
ストレッチ	□30分ストレッチ □肩こり □便秘解消 □ウエストまわり □下半身 □骨盤&股関節	□30分ストレッチ □肩こり □便秘解消 □ウエストまわり □下半身 □骨盤&股関節	□30分ストレッチ □肩こり □便秘解消 □ウエストまわり □下半身 □骨盤&股関節	□30分ストレッチ □肩こり □便秘解消 □ウエストまわり □下半身 □骨盤&股関節
朝食				
間食				
昼食				
間食				
夕食				
間食				
まとめ	□ボディラインチェック □1日6食 □ストレスなし [感想その他]	□ボディラインチェック □1日6食 □ストレスなし [感想その他]	□ボディラインチェック □1日6食 □ストレスなし [感想その他]	□ボディラインチェック □1日6食 □ストレスなし [感想その他]

/ FRI	/ SAT	/ SUN
☐30分ストレッチ ☐肩こり ☐便秘解消 ☐ウエストまわり ☐下半身 ☐骨盤&股関節	☐30分ストレッチ ☐肩こり ☐便秘解消 ☐ウエストまわり ☐下半身 ☐骨盤&股関節	☐30分ストレッチ ☐肩こり ☐便秘解消 ☐ウエストまわり ☐下半身 ☐骨盤&股関節
☐ボディラインチェック ☐1日6食 ☐ストレスなし [感想その他]	☐ボディラインチェック ☐1日6食 ☐ストレスなし [感想その他]	☐ボディラインチェック ☐1日6食 ☐ストレスなし [感想その他]

memo

**筋肉は自前の補正下着。
たるむ、ゆるむを許しちゃダメ!**

キュッと上がったヒップに、まあるいバスト。S字ラインを描く女性らしいカーヴィボディ。手に入れたいならば、減量だけでは残念ながら無理。自前の補正下着、つまり筋肉が必要になってきます。適度なエクササイズ、そしてタンパク質やビタミンなどがバランスよく整った食事。毎日の積み重ねが、たるまない、ゆるまないボディラインをつくるのです。

上質な
タンパク質の
摂取を、
忘れずに!

6th week　6週目

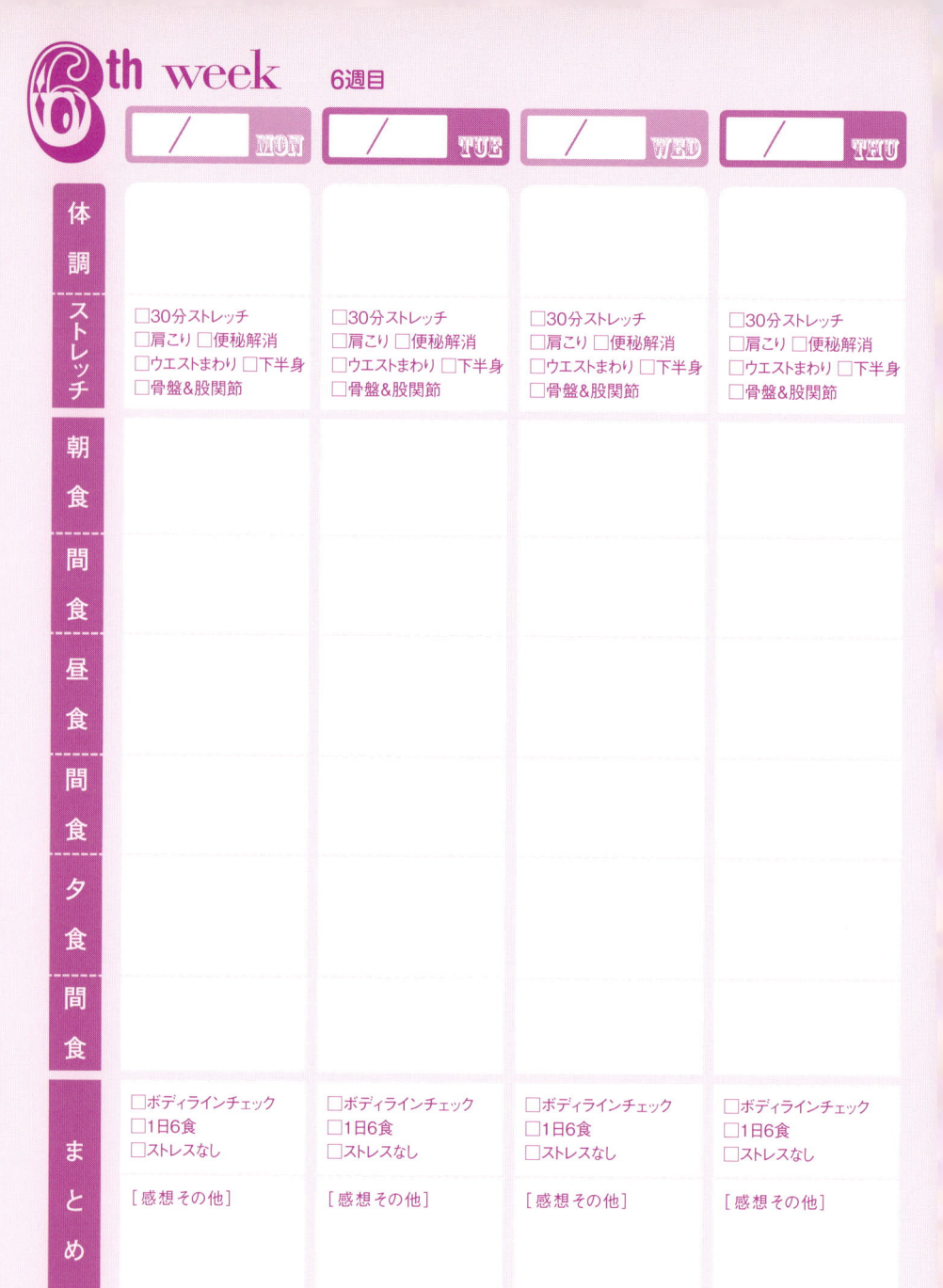

	/ MON	/ TUE	/ WED	/ THU
体調				
ストレッチ	□30分ストレッチ □肩こり　□便秘解消 □ウエストまわり　□下半身 □骨盤＆股関節	□30分ストレッチ □肩こり　□便秘解消 □ウエストまわり　□下半身 □骨盤＆股関節	□30分ストレッチ □肩こり　□便秘解消 □ウエストまわり　□下半身 □骨盤＆股関節	□30分ストレッチ □肩こり　□便秘解消 □ウエストまわり　□下半身 □骨盤＆股関節
朝食				
間食				
昼食				
間食				
夕食				
間食				
まとめ	□ボディラインチェック □1日6食 □ストレスなし ［感想その他］	□ボディラインチェック □1日6食 □ストレスなし ［感想その他］	□ボディラインチェック □1日6食 □ストレスなし ［感想その他］	□ボディラインチェック □1日6食 □ストレスなし ［感想その他］

| / | FRI | / | SAT | / | SUN |

☐30分ストレッチ
☐肩こり ☐便秘解消
☐ウエストまわり ☐下半身
☐骨盤&股関節

☐30分ストレッチ
☐肩こり ☐便秘解消
☐ウエストまわり ☐下半身
☐骨盤&股関節

☐30分ストレッチ
☐肩こり ☐便秘解消
☐ウエストまわり ☐下半身
☐骨盤&股関節

☐ボディラインチェック
☐1日6食
☐ストレスなし

[感想その他]

☐ボディラインチェック
☐1日6食
☐ストレスなし

[感想その他]

☐ボディラインチェック
☐1日6食
☐ストレスなし

[感想その他]

memo

「空腹はNG」でも、深夜の食事はさすがにNO！

私たちの体は、夜になるにつれて代謝レベルが就寝モードに。なので、夜遅くの食事は脂肪蓄積へとまっしぐら！ 同じメニューでも、日中であれば活動とともにエネルギーとして消費されるし、そもそも代謝レベルも活発なため太りにくいのです。揚げ物やピザ、グラタンなど"ガッツリ系"を食べたいときには、活動時間中を選ぶというのが賢い選択。

夜はやっぱり、太りやすいの

7th week 7週目

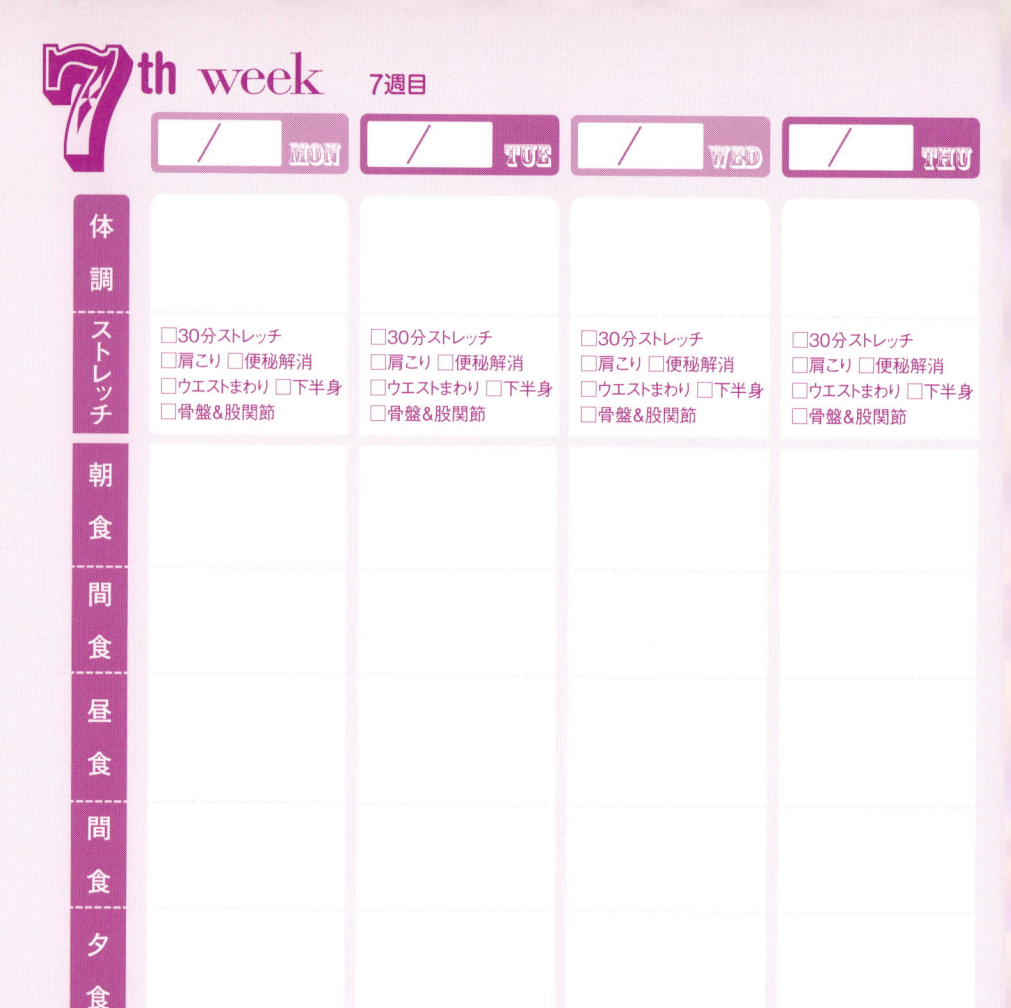

	/ MON	/ TUE	/ WED	/ THU
体調				
ストレッチ	□30分ストレッチ □肩こり □便秘解消 □ウエストまわり □下半身 □骨盤＆股関節	□30分ストレッチ □肩こり □便秘解消 □ウエストまわり □下半身 □骨盤＆股関節	□30分ストレッチ □肩こり □便秘解消 □ウエストまわり □下半身 □骨盤＆股関節	□30分ストレッチ □肩こり □便秘解消 □ウエストまわり □下半身 □骨盤＆股関節
朝食				
間食				
昼食				
間食				
夕食				
間食				
まとめ	□ボディラインチェック □1日6食 □ストレスなし [感想その他]	□ボディラインチェック □1日6食 □ストレスなし [感想その他]	□ボディラインチェック □1日6食 □ストレスなし [感想その他]	□ボディラインチェック □1日6食 □ストレスなし [感想その他]

/ FRI	/ SAT	/ SUN
□30分ストレッチ □肩こり □便秘解消 □ウエストまわり □下半身 □骨盤&股関節	□30分ストレッチ □肩こり □便秘解消 □ウエストまわり □下半身 □骨盤&股関節	□30分ストレッチ □肩こり □便秘解消 □ウエストまわり □下半身 □骨盤&股関節
□ボディラインチェック □1日6食 □ストレスなし [感想その他]	□ボディラインチェック □1日6食 □ストレスなし [感想その他]	□ボディラインチェック □1日6食 □ストレスなし [感想その他]

memo

生理周期に合わせて上手にダイエットを！

ダイエットを上手に続けるためにも、自分の生理周期を把握しておきましょう。生理前にはプロゲステロンの影響で水分や脂肪を溜め込みやすく、逆に生理後はエストロゲンの影響により、体内の循環がよく新陳代謝もアップします。同じような生活をしていても、このように女性ホルモンの影響で体は日々変化するのです。上手につきあっていきたいですね。

集中ダイエットするなら、生理後に！

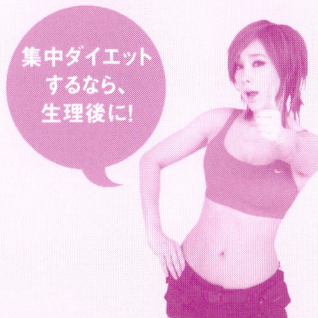

8th week 8週目

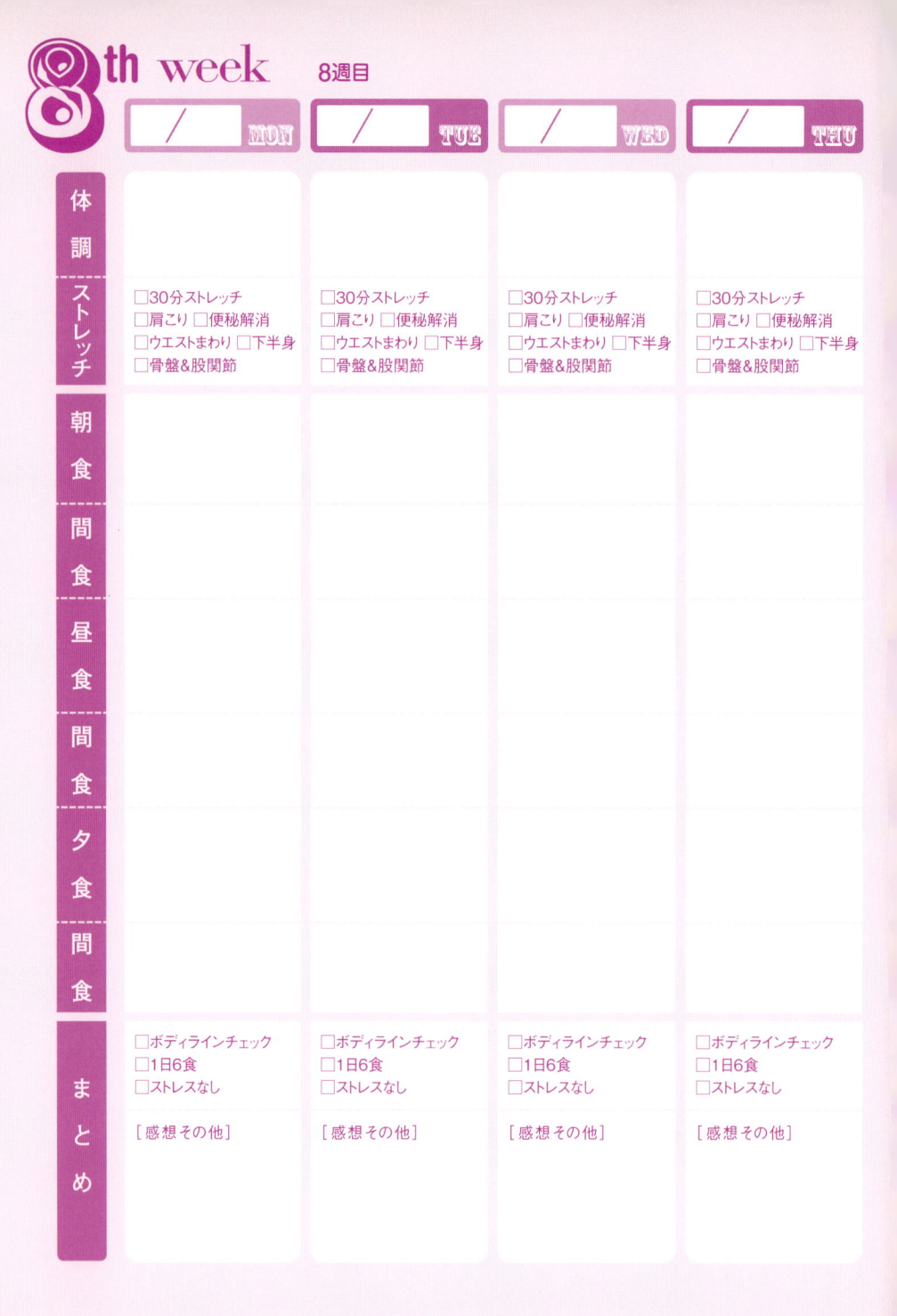

	/ MON	/ TUE	/ WED	/ THU
体調				
ストレッチ	□30分ストレッチ □肩こり □便秘解消 □ウエストまわり □下半身 □骨盤&股関節	□30分ストレッチ □肩こり □便秘解消 □ウエストまわり □下半身 □骨盤&股関節	□30分ストレッチ □肩こり □便秘解消 □ウエストまわり □下半身 □骨盤&股関節	□30分ストレッチ □肩こり □便秘解消 □ウエストまわり □下半身 □骨盤&股関節
朝食				
間食				
昼食				
間食				
夕食				
間食				
まとめ	□ボディラインチェック □1日6食 □ストレスなし [感想その他]	□ボディラインチェック □1日6食 □ストレスなし [感想その他]	□ボディラインチェック □1日6食 □ストレスなし [感想その他]	□ボディラインチェック □1日6食 □ストレスなし [感想その他]

/ FRI	/ SAT	/ SUN
□30分ストレッチ □肩こり □便秘解消 □ウエストまわり □下半身 □骨盤&股関節	□30分ストレッチ □肩こり □便秘解消 □ウエストまわり □下半身 □骨盤&股関節	□30分ストレッチ □肩こり □便秘解消 □ウエストまわり □下半身 □骨盤&股関節
□ボディラインチェック □1日6食 □ストレスなし [感想その他]	□ボディラインチェック □1日6食 □ストレスなし [感想その他]	□ボディラインチェック □1日6食 □ストレスなし [感想その他]

memo

冷えは大敵。お風呂や生姜などで上手に温めて!

冷えの多くは、血行不良が原因。この冷えは、冬場だけが問題なのではありません。夏場でも冷房により体が芯から冷えている人は少なくありません。冷えをそのまま放置してしまうと、脂肪がつきやすくなり、肌も内臓もボロボロに！ そうなる前に、自分にぴったりな体を温める方法を見つけておきましょう。そう、冷え対策には予防が何より大切なのです。

蜂蜜、シナモン、ニンニクも◎！

9th week 9週目

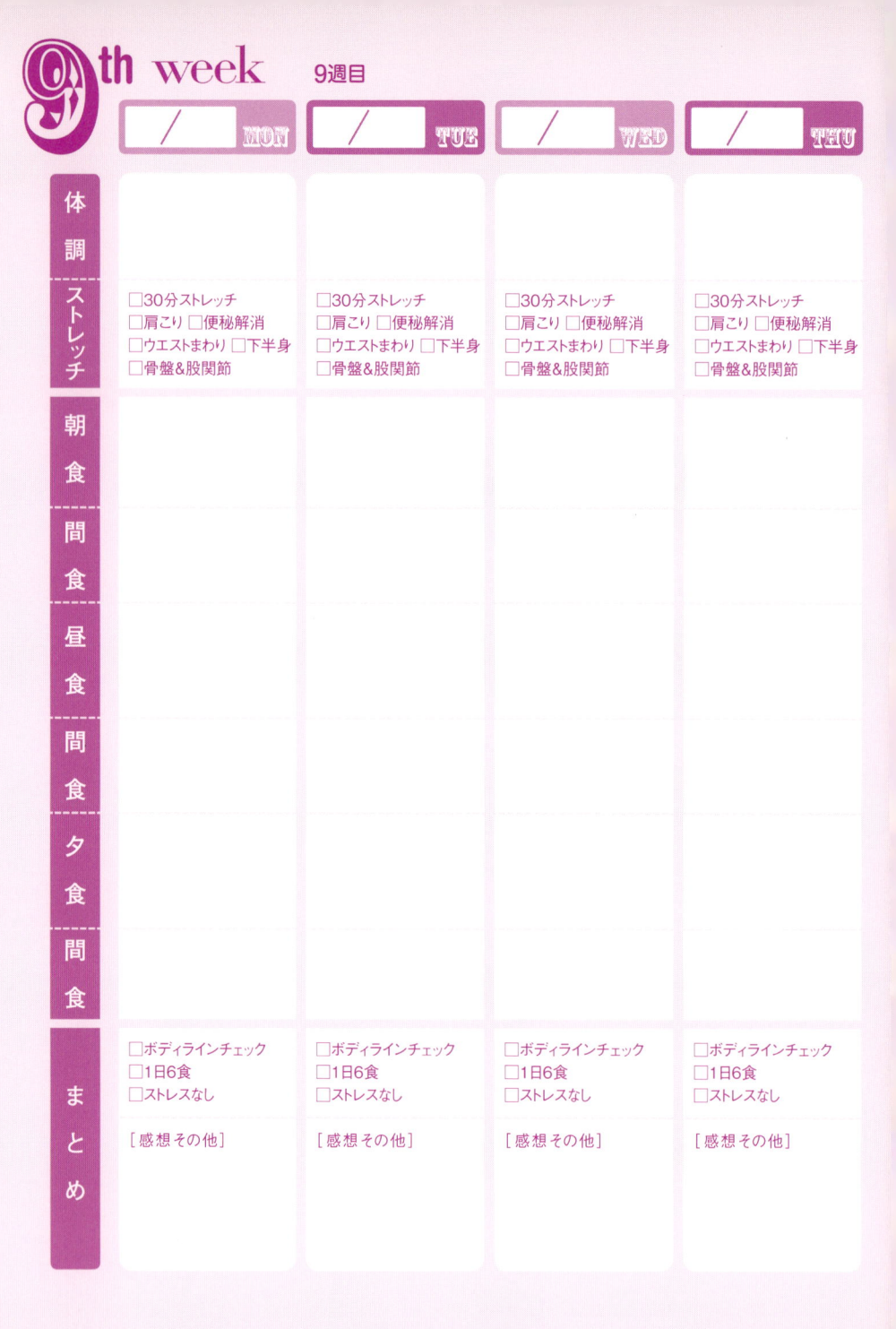

	/ MON	/ TUE	/ WED	/ THU
体調				
ストレッチ	☐30分ストレッチ ☐肩こり ☐便秘解消 ☐ウエストまわり ☐下半身 ☐骨盤&股関節	☐30分ストレッチ ☐肩こり ☐便秘解消 ☐ウエストまわり ☐下半身 ☐骨盤&股関節	☐30分ストレッチ ☐肩こり ☐便秘解消 ☐ウエストまわり ☐下半身 ☐骨盤&股関節	☐30分ストレッチ ☐肩こり ☐便秘解消 ☐ウエストまわり ☐下半身 ☐骨盤&股関節
朝食				
間食				
昼食				
間食				
夕食				
間食				
まとめ	☐ボディラインチェック ☐1日6食 ☐ストレスなし ［感想その他］	☐ボディラインチェック ☐1日6食 ☐ストレスなし ［感想その他］	☐ボディラインチェック ☐1日6食 ☐ストレスなし ［感想その他］	☐ボディラインチェック ☐1日6食 ☐ストレスなし ［感想その他］

/ FRI	/ SAT	/ SUN
□30分ストレッチ □肩こり □便秘解消 □ウエストまわり □下半身 □骨盤&股関節	□30分ストレッチ □肩こり □便秘解消 □ウエストまわり □下半身 □骨盤&股関節	□30分ストレッチ □肩こり □便秘解消 □ウエストまわり □下半身 □骨盤&股関節
□ボディラインチェック □1日6食 □ストレスなし	□ボディラインチェック □1日6食 □ストレスなし	□ボディラインチェック □1日6食 □ストレスなし
[感想その他]	[感想その他]	[感想その他]

memo

毎日目にする情報の影響って、ホントにすごい!

イメージングの力って、計り知れないものがあると思います。例えば、毎日目にするもの。憧れているボディの女性に少しでも近づきたいと思うなら、その女性のピンナップをよく見えるところに貼っておくだけでもモチベーションがグンとアップ。逆に、自分が今より太っていたときの写真を冷蔵庫などに貼って、食べすぎを戒(いまし)めるというのも効果的です。

スクラップブックもおすすめ♪

10th week 10週目

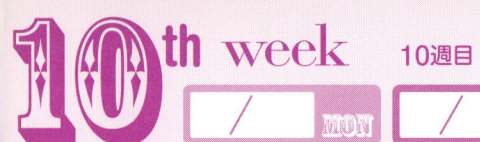

	/ MON	/ TUE	/ WED	/ THU
体調				
ストレッチ	□30分ストレッチ □肩こり □便秘解消 □ウエストまわり □下半身 □骨盤&股関節	□30分ストレッチ □肩こり □便秘解消 □ウエストまわり □下半身 □骨盤&股関節	□30分ストレッチ □肩こり □便秘解消 □ウエストまわり □下半身 □骨盤&股関節	□30分ストレッチ □肩こり □便秘解消 □ウエストまわり □下半身 □骨盤&股関節
朝食				
間食				
昼食				
間食				
夕食				
間食				
まとめ	□ボディラインチェック □1日6食 □ストレスなし [感想その他]	□ボディラインチェック □1日6食 □ストレスなし [感想その他]	□ボディラインチェック □1日6食 □ストレスなし [感想その他]	□ボディラインチェック □1日6食 □ストレスなし [感想その他]

/　FRI	/ 　SAT	/ 　SUN	memo
□30分ストレッチ □肩こり □便秘解消 □ウエストまわり □下半身 □骨盤＆股関節	□30分ストレッチ □肩こり □便秘解消 □ウエストまわり □下半身 □骨盤＆股関節	□30分ストレッチ □肩こり □便秘解消 □ウエストまわり □下半身 □骨盤＆股関節	
□ボディラインチェック □1日6食 □ストレスなし	□ボディラインチェック □1日6食 □ストレスなし	□ボディラインチェック □1日6食 □ストレスなし	
[感想その他]	[感想その他]	[感想その他]	

セルライトケアには、やっぱりマッサージ！

一度できてしまうと、エクササイズを頑張っても食事に注意しても、なかなかリセットできないのがセルライト。そんなときは、マッサージを習慣にしましょう。摩擦を防ぐためにも、マッサージオイルやクリームを利用して、セルライトの塊を、一つひとつ、つぶすイメージで行ってください。このマッサージは、多少痛いぐらいのほうが、効果的だと私は実感しています。

お風呂上がりタイムがGood！

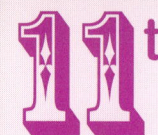

11th week 11週目

	/ MON	/ TUE	/ WED	/ THU
体調				
ストレッチ	□30分ストレッチ □肩こり □便秘解消 □ウエストまわり □下半身 □骨盤&股関節	□30分ストレッチ □肩こり □便秘解消 □ウエストまわり □下半身 □骨盤&股関節	□30分ストレッチ □肩こり □便秘解消 □ウエストまわり □下半身 □骨盤&股関節	□30分ストレッチ □肩こり □便秘解消 □ウエストまわり □下半身 □骨盤&股関節
朝食				
間食				
昼食				
間食				
夕食				
間食				
まとめ	□ボディラインチェック □1日6食 □ストレスなし [感想その他]	□ボディラインチェック □1日6食 □ストレスなし [感想その他]	□ボディラインチェック □1日6食 □ストレスなし [感想その他]	□ボディラインチェック □1日6食 □ストレスなし [感想その他]

| / | FRI | | / | SAT | | / | SUN |

☐30分ストレッチ
☐肩こり ☐便秘解消
☐ウエストまわり ☐下半身
☐骨盤&股関節

☐30分ストレッチ
☐肩こり ☐便秘解消
☐ウエストまわり ☐下半身
☐骨盤&股関節

☐30分ストレッチ
☐肩こり ☐便秘解消
☐ウエストまわり ☐下半身
☐骨盤&股関節

☐ボディラインチェック
☐1日6食
☐ストレスなし

[感想その他]

☐ボディラインチェック
☐1日6食
☐ストレスなし

[感想その他]

☐ボディラインチェック
☐1日6食
☐ストレスなし

[感想その他]

memo

乾いたオンナに魅力なし。水はたっぷりと、ね！

私が必ず水を飲むタイミングは、起き抜けとお風呂前。特に朝一番の一杯は、お通じのためにも、体の細胞一つひとつに新鮮な水分を巡らすためにも、重要視しています。基本的にはミネラルウォーターを飲みますが、気をつけているのは夏でも常温であること。飲むだけで新陳代謝アップに貢献してくれる水は、本当にダイエットの力強い味方なのです。

目安は1日、2リットル！

12th week 12週目

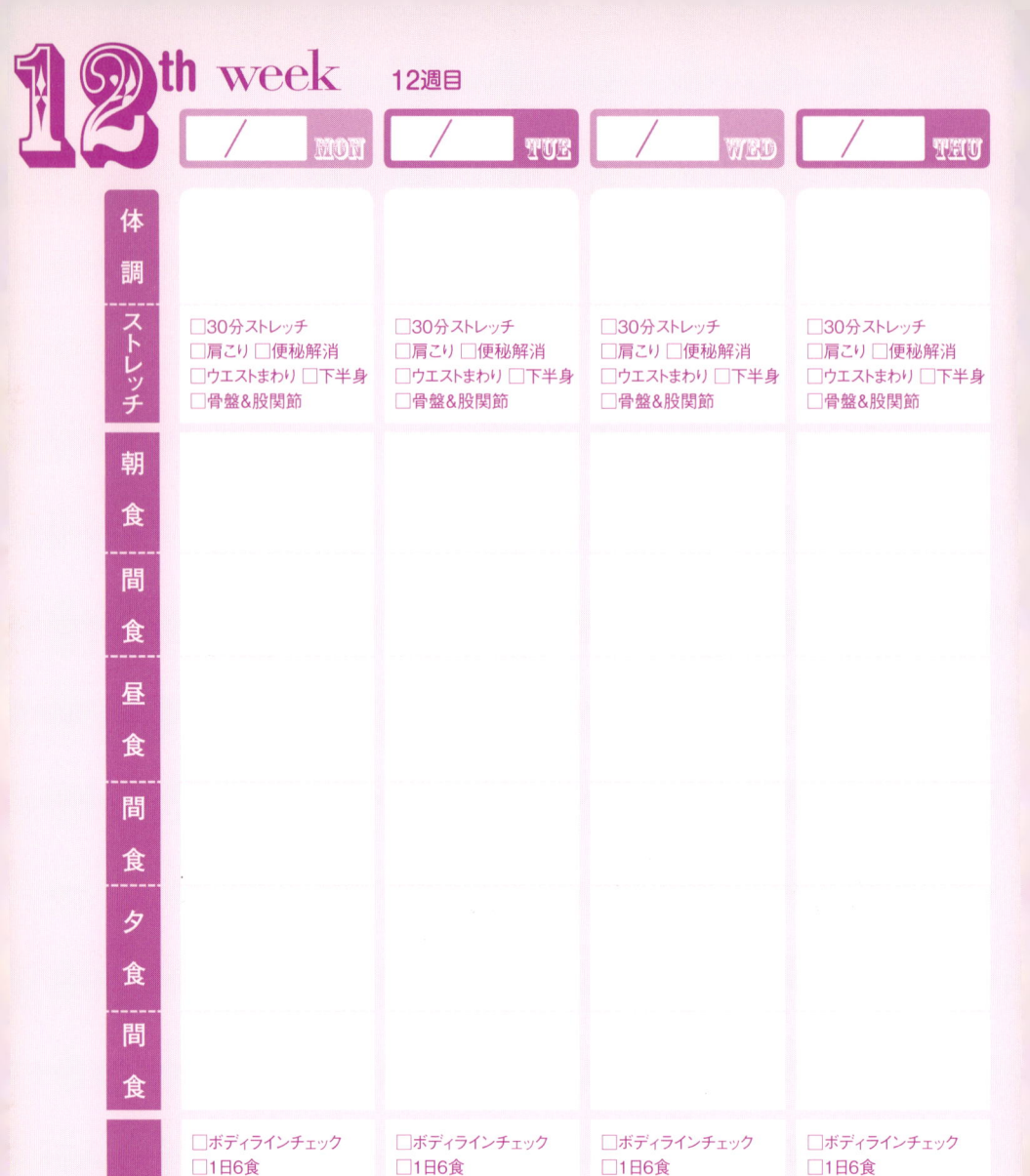

	/ MON	/ TUE	/ WED	/ THU
体調				
ストレッチ	□30分ストレッチ □肩こり □便秘解消 □ウエストまわり □下半身 □骨盤&股関節	□30分ストレッチ □肩こり □便秘解消 □ウエストまわり □下半身 □骨盤&股関節	□30分ストレッチ □肩こり □便秘解消 □ウエストまわり □下半身 □骨盤&股関節	□30分ストレッチ □肩こり □便秘解消 □ウエストまわり □下半身 □骨盤&股関節
朝食				
間食				
昼食				
間食				
夕食				
間食				
まとめ	□ボディラインチェック □1日6食 □ストレスなし [感想その他]	□ボディラインチェック □1日6食 □ストレスなし [感想その他]	□ボディラインチェック □1日6食 □ストレスなし [感想その他]	□ボディラインチェック □1日6食 □ストレスなし [感想その他]

/ FRI	/ SAT	/ SUN	memo

- □ 30分ストレッチ
- □ 肩こり　□ 便秘解消
- □ ウエストまわり　□ 下半身
- □ 骨盤＆股関節

- □ 30分ストレッチ
- □ 肩こり　□ 便秘解消
- □ ウエストまわり　□ 下半身
- □ 骨盤＆股関節

- □ 30分ストレッチ
- □ 肩こり　□ 便秘解消
- □ ウエストまわり　□ 下半身
- □ 骨盤＆股関節

- □ ボディラインチェック
- □ 1日6食
- □ ストレスなし

[感想その他]

- □ ボディラインチェック
- □ 1日6食
- □ ストレスなし

[感想その他]

- □ ボディラインチェック
- □ 1日6食
- □ ストレスなし

[感想その他]

良質な睡眠は、高い美容液より絶対に効果的！

睡眠時に分泌される成長ホルモンは、別名・若返りホルモンと呼ばれるほどアンチエイジングやダイエットに必要で重要なホルモンです。しっかり分泌させるためには、質の高い睡眠が不可欠。できれば7〜8時間睡眠で、22〜23時までに就寝するのが理想的です。忙しい毎日、確保するのはむずかしいでしょうが、効果は絶大なのでぜひお試しあれ！

夜ふかしは、美容の敵！

Book Staff

ブックデザイン	田中公子（TenTen Graphics）
イラスト	柿崎こうこ
取材・構成・文	和田麻夕子
資料翻訳	吉野ひろみ
翻訳協力	トランネット
校　正	高梨伴子（共同制作社）
編　集	小泉由利子（扶桑社）
協　力	GNS JAPAN

チョン・ダヨンの モムチャンダイエット ストレッチング

発行日　2011年4月10日　初版第1刷発行

著　者　チョン・ダヨン
発行者　久保田榮一
発行所　株式会社扶桑社
　　　　〒105-8070　東京都港区海岸1-15-1
　　　　電話　03-5403-8870（編集）
　　　　　　　03-5403-8859（販売）
　　　　http://www.fusosha.co.jp/

印刷・製本　共同印刷株式会社

価格はケースに表示してあります。
落丁・乱丁（本の頁の抜け落ちや順番の間違い）の場合は
扶桑社販売部宛にお送りください。
送料は小社負担にてお取り替えいたします。
本書のコピー、スキャン、デジタル化等の無断複製は
著作権法上での例外を除き禁じられています。
本書を代行業者等の第三者に依頼してスキャンやデジタル化
することは、たとえ個人や家庭内での利用でも著作権法違反
です。

© 2011　Jung Dayeon
Printed in Japan　ISBN978-4-594-06347-4